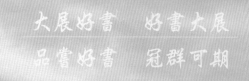

大展好書　好書大展
品嘗好書　冠群可期

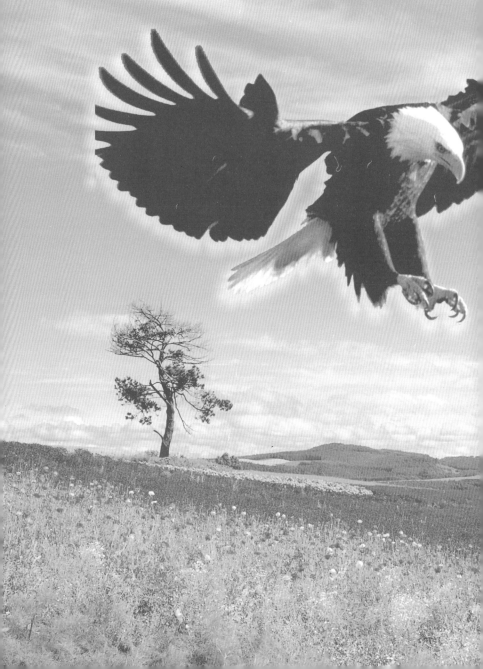

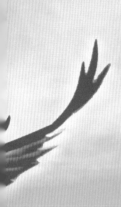

大展好書　好書大展
品嘗好書・冠群可期

健康養生

從脊柱開始

——中醫自然療法治百病

張新成　編著

健康養生從脊柱開始——中醫自然療法治百病

作者簡介

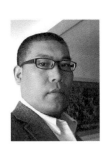

現任北京百川健康科學研究院副院長

北京百川脊柱療法研究中心主任

中國拔罐療法美容減肥的創導者

張氏脊柱療法的創始人

被世界中醫藥學會疼痛康復醫學會授予「中華特色名醫之星」榮譽稱號。

中醫拔罐療法美容減肥的開創者，新成拔罐健康療法的創始人。

張新成，早年畢業於山東中醫藥大學（原山東中醫學院）。畢業後一直致力於中醫中藥、拔罐療法、刮痧療法、食療及脊椎相關疾病等中醫自然療法的研究工作。多年來博覽群書，反覆實踐，繼承和發展了中國傳統醫學拔罐療法的理論，並極大地豐富了拔罐療法的實踐經驗，尤其對背部排罐療法、發疱排毒拔罐療法、痛點（阿是穴）拔罐療法、圖解區域拔罐療法、脊椎調衡正脊復位療法等有深入的研究。

透過多年的臨床實踐，在國內外率先提出「背部排罐療法」、「腹罐療法」、「排毒拔罐療法」、「中藥滲透拔罐療法」的中醫學理念。

張新成老師秉承「博納百川、和而三元」的宗旨，以健康為本位和目標，精心研究傳承了幾千年的中國傳統醫學，將拔罐排毒、減壓、刺血、刮痧排毒給養，脊柱調衡

正脊復位，吸負伸筋、伸肌，磁療，溫灸藥敷療法等融為一體，真可謂是「博納百川、創新而成」的「百川新成拔罐健康綜合療法」，這是對傳統火罐療法的一次創新和發展完善。為數以萬計的患者解除了病痛，帶來了健康。它是集美容、減肥、預防、治病、保健、養生及神奇的診病於一體的健康方法，對日益增多的亞健康、慢性病、多發病及疑難雜症有獨特療效，而且安全，無副作用，還可以節省大量的候診時間和醫療費用。

張新成在學科理論研究方面也取得了較大的成就，曾出版《拔罐療法治百病》、《拔罐療法與減肥美容》、《百川新成拔罐健康法》等書，社會反映極好。在結合多年臨床經驗的基礎上，即將出版《張新成發疱拔罐健康法全圖解》、《張新成簡易拔罐療法》、《健康養生從刮痧開始》、《中醫自然療法之健康三部曲》、《寒去一分壽延十年》及《誰動了你的健康》中醫自然療法系列叢書，為人類健康事業貢獻力量！

博客：http://zhangxincheng9119.blog.163.com

E-mail：zhangxincheng9119@163.com

前　言

　　脊柱是人體的中軸和支柱，是中樞神經之所在，是髓之海洋，運動之樞紐，是生命資訊和能量傳遞的通道。由於脊柱的主要結構之一的椎間盤從 20 ～ 30 歲即開始退變，致使脊柱的穩定性逐漸減弱。脊柱這種特殊結構使脊柱容易發生損害或失衡，從而出現側彎、移位和脊椎錯位，導致脊柱中脈不暢，生命能量氣血供應不及時，生命資訊也不能及時地傳達到位，人體就會出現各種各樣的不適與疾病。脊柱及其周圍結構的病變不僅是頸、肩、腰、腿痛的重要原因，而且與肌體的多種疾病有密切關係。

　　脊椎的錯位是人體所有骨關節中錯位率最高的，因此，脊柱相關疾病多是一些常見病、多發病，甚至各種疑難雜症及罕見疾病均與脊柱有關。臨床上發現，大多數常見病、多發病及疑難雜症或罕見病，均不同程度與脊椎錯位有關。有的專家學者提出，幾乎所有的病症都與脊椎錯位有關。脊椎的錯位是形成諸多疾病的根源之一，調椎正脊復位療法不僅可以維護脊椎的健康，更可使人祛病療疾，延年益壽，壽命過百歲。

　　脊柱及其附屬結構以及與其相連的骨關節、軟組織的各種病損：導致脊柱或與其相關聯的臟腑、組織、器官的所有疾病，稱之為「脊源性疾病」。由於外傷、外感、勞損、退行性變等病因，使脊柱的內外平衡失調而產生錯位，刺激或壓迫神經、血管、脊髓而引起相應的臟器功能失調，從而出現相應症狀或病症。其中脊柱失衡及椎體錯位是關鍵，所以，此類疾患的治療，主要是用推拿整脊手

法使錯位的椎體回復到正常的生理解剖位置上，恢復其正常的生理功能。但是，由於有的椎體關節錯位或異常時間太久，椎體周圍的軟組織損傷相對較重，瘢痕組織增生，互相沾黏，用手法可能一時難以使其舒緩鬆解；再者，有的錯位關節雖然用手法能使其回復，但因為其附近原來強烈痙攣的肌肉未能徹底舒緩鬆解，過後又會把這個椎體關節拉至錯位。在這種情況下，對錯位關節周圍的軟組織進行刮痧、拔罐、溫灸、刺血、推拿等治療，使病變器官、組織、細胞得到營養的補充發生活化或啟動，則有利於促進損傷組織的修復，分離、鬆解沾黏，糾正輕微錯位，解除肌肉痙攣，促進炎症介質分解、稀釋，促進水腫或血腫的吸收，加強鎮痛作用，從而恢復人體自身的癒病能力。

在本書中，筆者化繁為簡，主要為大家介紹筆者在長年從醫過程中使用中醫刮痧、拔罐、溫灸、刺血、推拿整脊調衡療法袪病養生的一些經驗、心得和感悟。

中醫刮痧、拔罐、溫灸、推拿等自然療法治病幾千年，歷史悠久，源遠流長。此法集預防、治療、保健、養生於一體，對日益增多的慢性病、多發病、常見病、疑難雜症有著獨特療效，而且安全，無任何副作用。

本書介紹的刮痧、拔罐、溫灸、推拿整脊調衡療法，易於大家學習和掌握，而且見效快，沒有副作用，不需要讀者瞭解詳細的穴位和醫學知識，圖文並茂，通俗易懂，易學易做，簡單實用，療效確切，十分適合家庭和個人治療及預防疾病，也可以作為臨床醫師的參考用書。

由於筆者的水準有限，書中存有不足之處在所難免，懇請讀者和同仁批評指正。

張新成

目 錄

第一章　常見病的中醫自然療法

第二章　認識脊柱與疾病的關係

健康養生從脊柱開始——中醫自然療法治百病

第三章　透過脊柱來了解病情

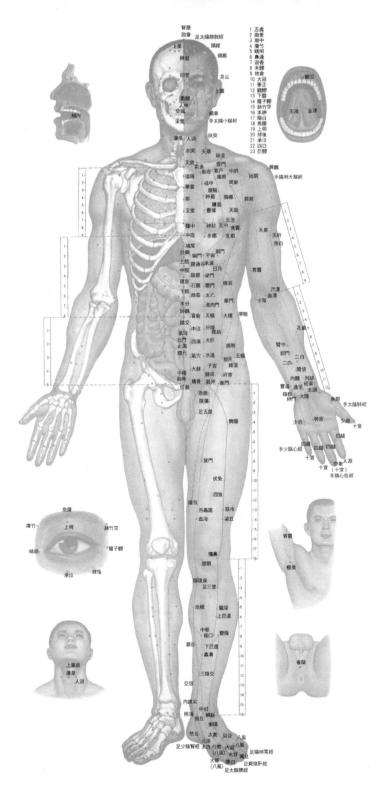

人體穴位圖

健康養生從脊柱開始——中醫自然療法治百病

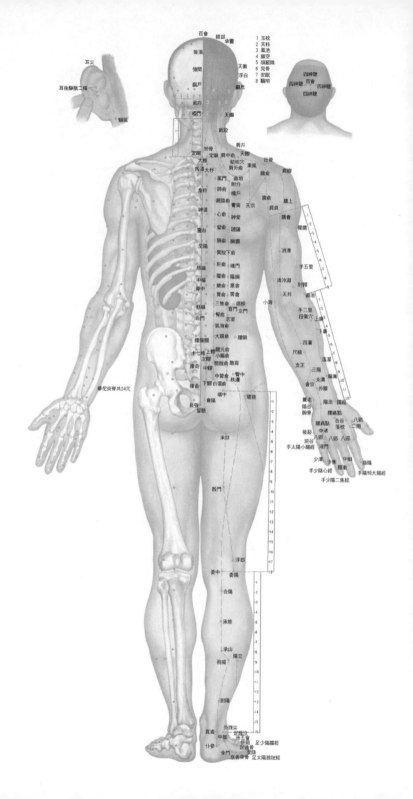

常用耳穴圖

耳尖　　趾　　指
跟　　踝
腕
子宮　肝炎點　　膝
神門
坐骨神經　盆腔　　肘
臀　腰痛點
外生殖器　交感　　　　腹
尿道　　　　腰骶椎
腹中　　　　肩
直腸下段　膈　　　胸椎
口　　　胸　肩關節
咽喉　鼻尖　肺　　頸椎
外鼻　心　　　鎖骨
內鼻　　肺　腦幹　頸
腎上腺　平喘　腦點
高血壓點　　　枕
太陽
目　睪丸(卵巢)　下頜　上耳背　降壓溝
內分泌　額　　上頜
牙痛點　舌
牙痛點　眼　　內耳　耳迷根　中耳背
扁桃體　　　　　下耳背

手針穴位圖

大陵
足跟點
腰腿點　　　　踝點
腰腿點　　胃腸點
胸點
肩點　眼點
脊柱點　勞宮
坐骨神經點　　　咳喘點
咽喉點　頸項點
後頭點　會陰點　前頭點
偏頭點　頭頂點　　夜尿點

健康養生從脊柱開始——中醫自然療法治百病

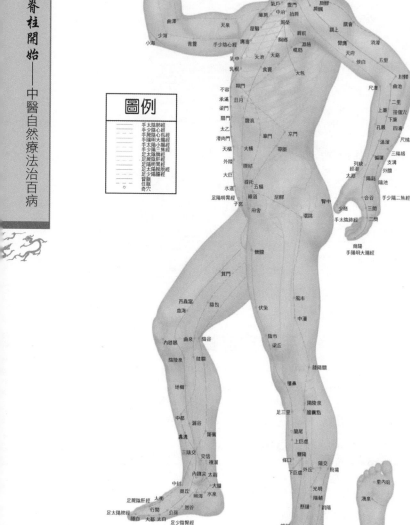

第一章

常見病的中醫自然療法

一 呼吸系統

1. 經常感冒——可能是你的免疫力太低了

感冒對於大多數人來說，並不是一個陌生的疾病，此病一年四季均可發病，特別是在季節交替的時候最為常見，大家可記得秋天到來落葉滿地時，氣溫驟降，醫院裏感冒的患者最多見。

老人和小孩感冒的發病率很高，中醫認為導致疾病的因素是內因和外因，內因就是「正氣不足」。中醫認為只有在人體正氣相對虛弱、衛外不固、抗邪無力的情況下，邪氣才能乘虛而入，使人體陰陽失調，臟腑、經絡功能紊亂，從而發生疾病，即「邪之所湊，其氣必虛」。

「正氣」就是我們常說的免疫力。當我們的免疫系統發生故障的時候，我們自身抵抗疾病的能力就會下降，所以當免疫功能下降的時候，就會發生各種疾病。

中老年人經常咳嗽、感冒，均與免疫功能降低有著密切關係；家裏嬰幼兒的免疫系統還沒有發育完善，所以3歲以下的孩子免疫力比較差。年齡超過40歲時，免疫功能也開始走下坡路了。

免疫功能低或者說身體正氣不足就是說我們的身體處於亞健康狀態。《素問‧評熱病論》說：「邪之所湊，其氣必虛。」《靈樞‧百病始生》也說：「風雨寒熱，不得虛，邪不能獨傷人，此必因虛邪之風，與其身形，兩虛相

得，乃客其形。」意思是說，外邪侵入的首要條件是自身抵抗能力下降了。所以說，單一的外在致病因素是不能導致疾病的。

比如說，三人小聚，其中有一人患有感冒，而傳染一人，另一人安然無事。這就說明被傳染的人是兩虛相得，而得其病，而沒被傳染上的人是內不得虛，外邪不能獨傷人。所以說，正氣不足是疾病發生的內在因素。

正氣不足和外邪侵襲兩者並存，就會導致百病叢生，感冒自然也不例外。

其實治療感冒的方法很多，輕度感冒時，大多數人選擇性地購買一些感冒藥口服，該幹嘛幹嘛去了，過幾天感冒就好了。可是沒過多久又得了感冒，反反覆覆，似乎這感冒藥不如以往好使了，無奈之下，只好選擇另一類感冒藥。為什麼同樣的感冒藥而療效卻不如以前呢？其實這是自身抗藥性提高了，而抵抗疾病的能力卻下降了。

出現這種情況時，一定要注意了，身體已經在告訴你，你的體質已經發生變化了，如果一年感冒一兩回，那在所難免。如果反反覆覆，你就不得不警惕了，這是由量變到質變的變化了。

如果還不引起重視，那麼就有可能發生各種各樣的慢性病。當體質發生變化而又沒有及時調整，沒有引起重視時，日積月累，身體就越來越糟。

經常感冒的人，不妨使用一些中醫的自然療法來提高自身抵抗疾病的能力。其實自然療法很多，用拔罐的方法來提高機體免疫功能的療效就很明顯。透過1個療程的拔罐調理，大多數人半年不會感冒，足可以說明體質得到了提高。

如果已經得了感冒怎麼辦？可採取俯臥位，解除腰帶，全身放鬆，術者立於床邊，用、揉法等自頸肩、胸腰背、臀、股、小腿按摩至足跟，主要放鬆和溫通足太陽膀胱經。反覆 3～5 次，再以拇指指腹或手掌根沿脊柱兩側的華佗夾脊穴自上而下順推至腰骶部，或順著足太陽膀胱經自上而下反覆推擦、搓揉，以大椎穴、大杼穴、風門穴、身柱穴、肺俞穴、心俞穴為重點，直至皮膚紅透出痧點為度。以上手法做 10～15 分鐘。

也可以配合拔罐，它可以及時地排出體內的風寒濕邪，達到治療的目的，尤其在感冒初期，快者 1～2 次就好了。對於發熱重、頑固性高熱的患者以及病毒性感冒者，根據情況可每天拔罐 3～5 次。

▲怎麼透過中醫自然療法來治療感冒

可以沿脊柱兩側反覆上下推擦、搓揉，以皮膚紅透出痧點為度。也可以在膀胱經、督脈上進行刮痧、排罐。膀胱經含有肺俞穴、心俞穴、督俞穴、膈俞穴、肝俞穴、膽俞穴、脾俞穴、胃俞穴、三焦俞穴、腎俞穴、大腸俞穴、小腸俞穴、膀胱俞等背部腧穴。它非常全面地包括了五臟六腑的腧穴。

「俞」在中醫裏是「輸」的讀音和意思，「輸」是「通道」的意思。中醫認為「皮者，脈之部也」，全身的皮部劃分為十二部分，十二經脈也可以說是十二皮部。五臟六腑的腧穴在背部膀胱經中，我們在膀胱經對應的皮部施術，也是在經脈之氣散佈所在的皮部施術。透過施術達到經脈傳導和調整機體功能的目的，從而起到調理臟腑失調、提高體質的作用。

如果是發熱型感冒，可選取**大椎穴、神道穴、腰陽關**

穴、肝俞穴、膽俞穴、大杼穴、風門穴（圖1）施術。大杼穴屬足太陽膀胱經、手太陽膀胱經、手少陽三焦經會穴，又是八會穴之骨會；風門，顧名思義，風邪侵入的門戶，也是發汗解表、祛除風邪的有效穴位。如果是不發熱型，可選取**大椎穴、腰陽關穴**。

　　有一位婆婆透過拔罐治好了多年的腰痛，這才知中醫療法的神奇效果。她見到親朋好友和左鄰右舍就說中醫療法好，在婆婆的影響下，她的朋友們也加入中醫養生的隊伍，養生隊員們的精神面貌比以往好了許多。唯獨在銀行工作的兒媳認為婆婆多年的慢性病並沒治好，只是找個精神寄託而已。

　　有一次兒媳因工作忙碌，感冒，久久沒能治癒。於是，婆婆推薦兒媳試試傳統中醫自然療法，利用下班時間親自給兒媳拔了 3 次罐，之後兒媳的感冒症狀基本消失。

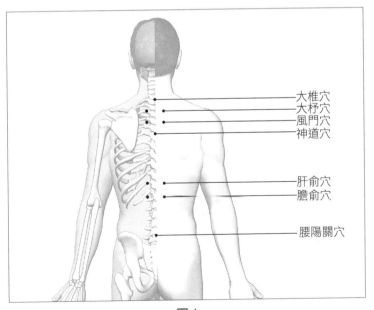

大椎穴
大杼穴
風門穴
神道穴

肝俞穴
膽俞穴

腰陽關穴

圖1

其效果令一直置疑傳統中醫療效的兒媳也不得不重新審視一下自己的觀點。

貼心提示

怎樣才能做到少得感冒或不得感冒呢？

其一，堅持膀胱經和督脈輪流排罐或刮痧；

其二，經常從事適宜的體育鍛鍊；

其三，勤曬被褥並打開窗透空氣，少去人多密集的地方，尤其是在流感高發的季節；

其四，每天堅持推腹 300 ～ 500 次；

其五，每天堅持搓脖子 5 ～ 8 分鐘，以頸椎兩側感覺熱乎乎為好；

其六，經常揉按人迎穴，每次 5 ～ 8 分鐘；足三里穴、梁丘穴各敲 15 分鐘，合谷穴按壓 15 分鐘。

---

2. 有一種咳嗽在胃虛的搖籃中孕育出來

咳嗽是呼吸系統疾病最常見的症狀之一。一年四季皆可發病，以冬春季最為多見。咳嗽有外感和內傷之分，也有急性和慢性的區別。外感咳嗽西醫稱為急性支氣管炎；慢性支氣管炎指的是內傷咳嗽。

臨床上外感咳嗽的發病急，治療期短，見效快，西醫、中醫的治療手段均較好，值得提醒的是如果不及時治癒就會由急性轉為慢性。

外感咳嗽的臨床表現：

初起有咽喉癢、乾咳、發熱等上呼吸道感染的症狀，

發病 1～2 天後，可見少量黏痰，之後可轉為黃稠痰、白黏痰，病程可持續 2～3 週。

外感咳嗽雖然不是嚴重的疾病，但若治療不當完全有可能轉為慢性。所以疾病沒有大小之分，任何一個慢性疑難病都是由一個個不起眼的小症狀演變而來的，我們千萬不要忽視小症狀，當小樹長成參天大樹時，一兩斧頭是砍不斷的。所謂的小病，我們就把它當成告誡我們的禮物，應該好好地對待它。

中醫認為內傷咳嗽是臟腑功能失調或有病變累及肺部等因素所致。

內傷咳嗽的臨床表現：

早晚咳嗽加重，痰呈稀薄白色泡沫狀或呈黏性泡沫狀，反覆發作，寒冷季節加重，病程可持續 2～3 個月，甚至 2 年以上，所以別名又稱「老慢支」。

《黃帝內經》說：「陰平乃秘，精神乃至。」中醫認為身體發生疾病，首先是陰陽失衡，健康的狀態是陰陽相對平衡。日中正午是陽氣最旺的時候，從症狀上我們可以看出，早晚陰氣較重而病情加重，可見患此病的人陰盛陽虛，體內的陽氣抵擋不住較盛的陰氣，病情明顯加重。

通常感冒、咳嗽等排出的分泌物為黃色或白色，比如流出黃色的鼻涕多為風熱感冒，流出白色的鼻涕多為風寒感冒。同理，咳出黃色的稠痰多為急性外傷咳嗽，屬內熱性；咳出白色泡沫狀痰多為內寒較重。

大自然的規律是夏熱冬寒，夏陽冬陰，寒冷季節病情加重，所謂內寒勾結外寒，再加上內部陰陽失調，外部寒冷刺激，因此疾病反覆發作，導致內部五臟六腑的功能受損，日久，就演變成老慢支。

有一位老者，個兒挺高的，瘦瘦的，顯得特別瘦弱。老者年輕時是礦山工人，老伴說他壯年時是非常勤奮敬業的，經常為了工作而誤了吃飯的時間，飽一頓、餓一頓是家常事。漸漸地身體消瘦下來。留下個胃痛的老毛病，但他沒有重視。

不知從什麼時候起，從不得病的他，時不時地感冒，有時還伴有咳嗽。風裏來雨裏去，小毛病時好時壞，他還是沒把它放在心上，總認為不就是咳嗽幾聲嘛，沒準幾天就好了。

數年過去，轉眼到了退休的年齡，每年深秋他咳嗽的老毛病準犯，一直到來年春暖花開時才稍有好轉。這咳嗽聲已成了家中的定時鬧鐘，每天凌晨 3 ～ 5 點鐘準咳上一陣，似乎不把肺裏的病氣咳出來誓不甘休。

老伴陪著他去看醫生，開些藥片帶回來，吃一陣，好一陣，停藥後又復發。聽鄰里說急性病找西醫，慢性病找中醫，他便找了位中醫大夫看病。

中醫大夫說：「你這毛病是陽虛內寒，臟腑功能失調，調理起來起碼得吃上半年湯藥，如果你很難堅持，那開些中成藥也行，這樣省事方便。」一直咳嗽的他，吃了中成藥後咳嗽聲更頻了，每天咳出的痰更多了。老人忍受不了，放棄了中成藥治療。

對於上面這個病例，我印象很深，此病症難點有兩部分，第一難點是內在因素，患者的脾胃早已受損，正氣不足，邪氣早已乘虛而入，埋伏於身體內，等待發病時機。第二難點是採用的西醫類藥物大多是抗生素類藥物，不能從根本上解決問題，治標不治本；採用中醫長時間的口服湯藥治療較難堅持，療程慢加上病灶反應，很難取得成

功。

　　有人說了，此病可採用打點滴來治療，但那是寒入經脈，寒上加寒；有人還說，可透過按揉穴位來打通經絡，不錯，按揉穴位可以打通經絡，但是，大家想過沒有，為什麼通暢的經絡會堵了呢？因為寒凝經氣，血脈受阻。而正氣不足的他，體內的正氣無力打通受阻的經絡，可見靠幾個穴位只能是輔助治療。

　　我用綜合自然療法調理了很多這樣的患者，均取得了比較理想的療效。調理慢性內傷性咳嗽必須從根本上考慮問題，不僅要提高正氣，而且要調理脾胃。脾胃乃後天之本，在外打通經絡，真正做到內在陰陽平衡，外在經絡通暢。

　　金元時期，戰亂不休，百姓過著流離失所的生活，饑荒嚴重影響著人們的健康，脾胃受損在當時是最常見的疾患。在這個年代出了一部著作《脾胃論》，至今仍被後人稱讚。

　　透過《脾胃論》，我們瞭解到肺與脾胃的關係，肺與脾胃主要表現於氣的生成和津液的輸布代謝兩個方面。

　　中醫認為，脾為生痰之源，肺為貯痰之器。肺與脾胃在生理、病理上相互影響，主要在於氣的生成不足和水液代謝失常兩個方面。如脾胃虛損時，常可導致肺氣的不足。脾失健運，津液代謝障礙，水液停滯，則聚濕而生痰、成飲，多影響肺的宣發和肅降，可出現喘咳痰多等臨床表現。肺病日久，也會影響到脾臟，而導致脾的運化功能失常或使脾氣虛，從而出現飲食不化，腹脹、便溏，甚至水腫等表現。

　　脾與胃是一臟一腑，也是一陰一陽，互為表裏。什麼叫表裏？表裏就是猶如夫妻，一個主外，一個主內。胃為

倉廩之官，五臟六腑之海，中氣所宗。水穀之精氣，依賴於脾胃的運化功能，才能從食物中攝取而化生；存在於自然界的清氣，則依賴於肺的呼吸功能才能吸入。因此，從氣的來源或氣的生成來看，除與先天稟賦、後天飲食營養以及自然環境等狀況有關外，均與腎、脾胃、肺的生理功能密切相關。

此外，脾胃的運化功能尤其重要。因人出生以後，必須依賴食物的營養來維持生命活動，而機體從食物中攝取營養物質完全依賴脾胃的受納和運化功能，才能對食物進行消化吸收，把其中的營養物質化為水穀精氣。先天之精氣，必須依賴於水穀精氣的充養才能發揮生理效應。所以《靈樞·營衛生會》說：「人受氣於穀」，《靈樞·五味》說：「故穀不入半日則氣衰，一日則氣少矣。」因此才有「胃乃後天之本」之說。

有胃氣的人才能充養先天之精氣，才能保護腎氣，才能發揮正常的生理效應，只有在有胃氣的狀態下，才能保證身體的健康。

從脊柱病因來看，咳嗽與頸椎、胸椎的小關節紊亂有一定的關聯。當頸椎、胸椎受涼、受寒、外傷、退化性改變、小關節發生錯位時，頸部、胸部的交感神經可能受到刺激或壓迫，進而使分佈於肺部、支氣管的神經受到刺激，造成支氣管平滑肌痙攣收縮，分泌物增多，出現咳嗽、氣急、胸悶等症狀。

本節所談到的這位老者，因為飲食習慣不良導致脾胃受損，中醫認為，損久必虛，虛則必寒，寒久傷陽。老者是脾胃虛寒之症，陽虛陰盛之體，也就是中醫講的寒性體質。經由中醫自然療法治療了一個夏季，咳嗽基本治癒，

冬病夏治，第二年鞏固一個週期之後再未復發。

▲怎樣透過中醫自然療法來治療咳嗽

患者採取俯臥位，解除腰帶，全身放鬆，術者立於床邊，用、揉法等自頸肩、胸腰背、臀、股、小腿按摩至足跟，主要放鬆和溫通足太陽膀胱經。

反覆 3 ～ 5 次，再以拇指指腹或手掌根沿脊柱兩側的**華佗夾脊穴**自上而下順推至腰骶部，或順足太陽膀胱經自上而下反覆推擦、搓揉，以**大椎穴、肺俞穴、心俞穴**為重點，直至皮膚紅透出痧點為度。

以上手法 10 ～ 15 分鐘。

配合腹部刮痧、拔罐，提升脾胃功能。拔罐部位是**巨闕穴、中脘穴、下脘穴、神闕穴、氣海穴**等任脈穴位（圖 2）；**天樞穴、水道穴**為足陽明胃經的重要穴位。

外感咳嗽的拔罐穴位是**大椎穴、肝俞穴、脾俞穴、肺俞穴、腰陽關穴、華蓋穴、中脘穴**等；內傷咳嗽的拔罐穴

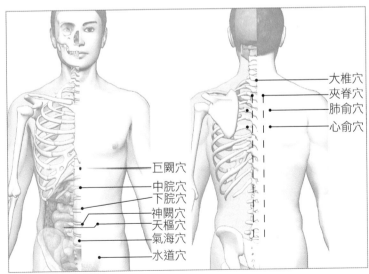

大椎穴
夾脊穴
肺俞穴
心俞穴

巨闕穴
中脘穴
下脘穴
神闕穴
天樞穴
氣海穴
水道穴

圖2

位是華蓋穴、中脘穴、腰陽關穴、肝俞穴、脾俞穴、大椎穴、中府穴、神闕穴、天樞穴、命門穴、腎俞穴等穴位（圖3）。

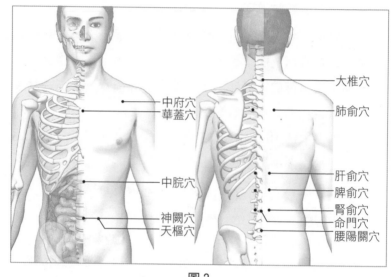

中府穴
華蓋穴
中脘穴
神闕穴
天樞穴

大椎穴
肺俞穴
肝俞穴
脾俞穴
腎俞穴
命門穴
腰陽關穴

圖3

貼心提示

怎樣才能做到不咳嗽和少咳嗽呢？

慢性支氣管炎患者要加強鍛鍊，增強體質，提高機體免疫力，防止感冒，感冒通常是誘導慢性支氣管炎的導火索。經常做背部膀胱經排罐來提高正氣有助於減少慢性支氣管炎的發病。拔罐療法對急性支氣管炎（外感咳嗽）療效較好，但必須及時徹底治癒，防止轉為慢性。有少數拔罐療效不明顯者應配合其他療法，綜合施術。

3. 哮喘的治療，祛寒是關鍵

醫學上有「醫生不治喘，治喘丟了臉」之說，可見哮喘不是簡單的病症。有的患者說哮喘是治不好的病，曾經有一位患者說他的哮喘是祖上遺傳下來的，他認為哮喘是無藥可治的。如果一種病真的無藥可治，那麼我們可以不用藥去治療它，治病不是非得用藥，針灸、拔罐、推拿等中醫自然療法一樣可以治病。

曾有一位姓劉的婦人自述他們全家人都有哮喘的毛病，她自己從小就有哮喘，每年秋冬天氣一冷一準發病，氣管像被塞子阻塞了似的，喘不過氣來，咽喉裏總感覺有口痰吐不出來又嚥不下去，感覺氣不夠用。

哮喘中醫古稱痰喘，屬於「痰飲」範疇。中醫學認為痰和飲的形成是水液代謝出現了障礙，痰飲是病理產物。痰是痰，飲是飲，是不一樣的，吐出來較稠濁的一般稱為痰，因此稱為吐痰而不是吐飲。痰不僅是指咳吐出來有形可見的痰液，還包括瘰癧、痰核和停滯在臟腑經絡等組織中而未被排出的痰液，臨床上可透過其所表現的症候來確定，這種痰被稱為「無形之痰」。

那麼痰飲又是如何形成的？中醫認為痰飲多由外感六淫邪等或飲食及七情內傷等，使肺、脾、腎及三焦等臟腑氣化功能失常，水液代謝障礙，以致水津停滯而成。

什麼是七情、六淫？七情即喜、怒、憂、思、悲、恐、驚七種情緒變化，七情是人體對客觀事物的不同反應，在正常情況下，一般不會使人致病，只有突然的、強烈的或長期持久的情志刺激，超過了人體本身的正常生理活動範圍，使人體氣機紊亂，臟腑陰陽氣血失調，才會

導致疾病的發生，由於它是造成內傷病的主要致病因素之一，故又稱「內傷七情」。

六淫是指風、寒、暑、濕、燥、火六種外感病邪的統稱，風、寒、暑、濕、燥、火在正常的情況下稱為「六氣」，是自然界六種不同的氣候變化。

痰飲的形成首先是水液代謝出現了障礙，中醫認為肺、脾、腎三臟及三焦與水液代謝有密切的關係，肺主宣降，通調水道，輸布津液；脾主運化水液；腎主水液蒸化；三焦為水液通調之道路。如果肺、脾、腎及三焦功能失常，均可聚濕而生痰飲。痰飲形成後，飲多留積於腸胃、胸脅及肌膚，而痰則隨氣升降流行，內至臟腑，外至筋骨皮肉，形成多種病症，因此有「百病多由痰作祟」之說。

痰飲形成之後，由於停滯的部位不同，臨床表現亦不相同，痰停於胃，胃失和降；痰氣凝結於咽喉，則可出現咽中梗阻，吞不下，吐不出的症狀；痰瘀滯在肺，則形成咳喘、咳痰。

這是形成哮喘的機制，由實踐證明，外感六淫中寒邪傷人最為嚴重，患有哮喘的患者大多數是嚴重受寒者。寒邪有外寒、中寒和內寒之分，所傷及的部位也不相同。外寒指寒邪外襲，傷於肌表，稱為「傷寒」；寒邪直中於裏，傷及臟腑陽氣，則為「中寒」；內寒則是機體陽氣不足，失之溫煦的病理反應。外寒與內寒雖有區別，但它們又互相關聯、互相影響。陽虛內寒之體容易感受外寒；而外來寒邪侵入機體，積久不散，又常能損及人體陽氣，導致內寒。哮喘患者多有內寒，加上季節的變更，與外寒勾結，導致疾病復發。

　　寒性凝滯，「凝滯」即凝結、阻滯不通之意。人體氣血津液之所以能運行不息，暢通無阻，全賴一身陽和之氣的溫煦推動。一旦陰寒之邪偏盛，陽氣受損，經脈氣血為寒邪所凝閉阻滯，則導致氣血不通。

　　我們瞭解到哮喘與肺、脾、腎三臟及三焦對水液代謝的密切關係，並且患此病的人大多有內寒的隱患。中醫自然療法拔罐具有排出體內風寒濕邪的功效，並且透過拔罐還能診斷出體內是否有寒氣，診斷方法很簡便，取數罐拔半小時後，觸摸皮膚，即可診斷出哪條經絡因寒受阻滯。這是透過拔罐把體內的寒氣拔於皮表，不僅能治病，且能診病。

　　這位劉姓婦人本想施行拔罐來暫時地排排寒氣，減輕病症，沒想到經過數月的調理，一個冬天哮喘病沒有復發，來年又拔罐一個夏季，哮喘病再未復發。劉姓婦人逢人就說拔罐治療哮喘效果很好！

　　另有一位老太太姓楊，患哮喘多年，吃了許多藥，還是不見好，聽說拔罐對治療哮喘有效，楊老太太就採用拔罐調理了 2 個月，病情有所減輕，呼吸順暢了許多，咽喉發癢、胸悶等症狀也消失了。楊老太太高興極了，決定要用拔罐療法來保健養生，祛病療疾。不僅要做到治病，而且要時常防病，確保一身輕鬆，健康長壽。

　　從脊柱病因來看，哮喘與頸椎、胸椎小關節紊亂有一定的關聯。當頸椎、胸椎受涼受寒、外傷、退化性改變、小關節錯位時，頸部、胸部的交感神經可能受到刺激或壓迫，進而使分佈於肺部、支氣管的神經受到刺激，造成支氣管平滑肌痙攣收縮，分泌物增多，出現咳嗽、氣急、胸悶等症狀，最終引發哮喘。

患者採取俯臥位，全身放鬆，術者立於床邊，用、揉法等自頸肩、胸腰背、臀、股、小腿按摩至足跟，主要放鬆和溫通足太陽膀胱經。

反覆 3～5 次，再以拇指指腹或手掌根沿脊柱兩側的華佗夾脊穴自上而下順推至腰骶部，或順足太陽膀胱經自上而下反覆推擦、搓揉，以大椎穴、肺俞穴、心俞穴、靈台穴、腎俞穴為重點，直至皮膚紅透、出痧點為度。

以上手法 10～15 分鐘。

哮喘的治療，祛寒是關鍵，所以採用拔罐來治療效果很好。本病多有痰飲，痰有無形之痰和有形之痰，由口吐出來的痰一般稱為有形之痰，而無形之痰有可能由拔罐來拔出猶如果凍樣的物質。採用拔罐療法來治療哮喘病，應當先從背部選穴拔罐，待病情減輕後再配拔前胸的部位（圖 4）。

【方法 1】大椎穴、肺俞穴、脾俞穴、胃俞穴、腎俞穴、命門穴、腰陽關穴、關元俞穴等背部拔罐。

【方法 2】華蓋穴、天突穴、靈台穴、神闕穴、胃脘穴較適合鞏固期配拔部位。

貼心提示

怎樣才能做到不患哮喘或少復發呢？

平時注意保暖，並且加強鍛鍊，增強體質，提高肌體免疫力。拔罐治療哮喘療效較佳，發病期最好配合藥物一起治療。飲食宜清淡，忌生冷、寒涼、油膩、辛辣之品。

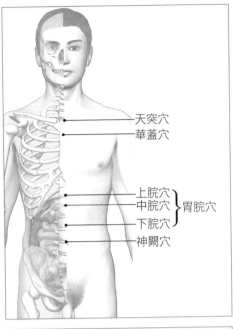

天突穴
華蓋穴

上脘穴
中脘穴 } 胃脘穴
下脘穴
神闕穴

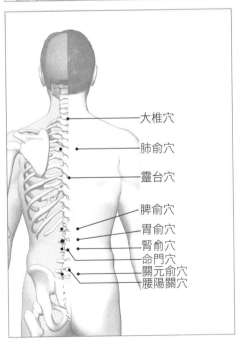

大椎穴

肺俞穴

靈台穴

脾俞穴
胃俞穴
腎俞穴
命門穴
關元俞穴
腰陽關穴

圖4

二 消化系統

1. 保胃就是保健康

在消化系統疾病中，胃病最常見，古有「十人九胃」之說。然而有些人認為胃的毛病是在生活勞累中產生的，其實不然。

首先我們要認識到，治療任何疾病之前，要先把胃調理好，再治療其他的疾病胃才能發揮吸收營養和吸收藥物的作用。

大家可見過，有的人因胃病太嚴重，什麼有益健康的食物都吃不下，嚴重影響了病人的康復；如果在治療期間，患者因胃病而吐出服下去的藥，會直接增加醫生診治疾病的難度。因此有「胃氣一敗，百藥難施」之說。

有的人就診後，得知自己有心臟病，就馬上重視起來，詢問醫生，我該用點什麼藥呀，貴一些也沒關係。肯定的，治療心臟病的藥都不便宜，像心臟搭橋，是高科技技術，得花不少錢呀。有的人認為大腦最重要，它是思維的總指揮部，是的，人的一生中相當大的一部分時間都在投資大腦，從呱呱墜地後開始教育，一直到成為人才，全是在做大腦投資。

然而我們不知道的是，如果我們的胃出了毛病，會慢慢地影響我們的心臟，慢慢地影響我們的大腦，更會影響到我們的一生。胃好像一個勤務兵，它出了問題，就不能

把食物充分消化成養分，提供給心臟，那麼心臟會慢慢地出現火力不足、心火不旺的症狀，心火不足，氣血推動無力，全身各個部位得不到充足的養分，包括大腦，當大腦慢慢地出現缺血缺氧的時候，腦細胞就會壞死，慢慢地會出現記憶力減退，嚴重影響工作和生活的品質。

很多醫學專家都對胃病非常重視，不惜用大量篇幅來描寫胃的問題。古人也曾說「胃乃後天之本」，把胃與先天之本腎相提並論。當今是養生盛行的時代，我們不能忽略了胃，要保護好胃。

至於怎樣保護，有關胃的書籍都已描述得清清楚楚。我在這裏用最簡單、最通俗的一句話歸納就是：**細嚼慢嚥、定時定量、心情舒暢、注意保暖、適度按摩和適量運動**。雖然我只用了 25 個字來表達胃的自我保健，但是，在日常生活中做到了這些細節，我們就能預防和控制胃病的發生和發展。

如果我們不能做到這些，胃就會慢慢地出現一系列症狀，早期腹脹、食慾不振，慢慢地會出現腹痛、噁心、嘔吐、反酸等症狀，去醫院就診，醫生說你得了慢性胃炎或急性胃痛。所以我們要知道怎樣保護胃，面對已經受損的胃，僅僅知道怎麼保健是不夠的，要做到怎樣救治它。對於胃病，應做到三分治，七分養，怎麼治、怎麼養，中醫裏早有答案。

中醫認為，胃病的病因雖然較多，但以氣、血、痰、食、寒、熱的傷害最多。那麼氣、血、痰、食、寒、熱與胃有什麼關係呢？

氣與胃的關係：

中醫中說的氣不是單一的空氣。氣有元氣、宗氣、營

氣、衛氣等。這些氣是對人體有益的氣，老百姓常說元氣，元氣又稱原氣、真氣，是人體最基本、最重要的氣；宗氣是積於胸中稱作氣海或膻中；營氣是與血共行於脈中之氣；衛氣是運行於脈外之氣。

對人體有害的氣又是什麼氣呢？邪氣，把致病的物質稱作邪氣，如體內不正常的水液，我們稱它為水氣，民間拔火罐時，拔出罐體有水珠或水汽，這是停留在體內不正常的水液，這也是邪氣的一種。

那麼人體的氣來源於什麼呢？按中醫講，五味入口，藏於腸胃，味有所生，以養五氣。人體的氣來源於食物中的水穀之精氣，簡稱為穀氣，也就是營養物質。和先天之精氣與自然界的清氣，經由脾胃、腎和肺等臟器的綜合作用，將三者經合起來而生成的。

在氣的生成過程中，脾胃的運化功能尤其重要。人在出生以後，必須依賴食物的營養來維持生命活動，而肌體從食物中攝取營養物質，又完全依賴脾胃的受納和運化功能，才能對食物進行消化、吸收，把其中的營養物質轉化為水穀精氣。先天之精氣，必須依賴水穀精氣的補養，才能發揮其生理效應。《靈樞‧五味》說：「故穀不入半日則氣衰，一日則氣少矣。」

一個人如果有口臭，與氣有關係嗎？中醫認為胃主通降，以降為和。什麼意思呢？做過媽媽的女性可能有過這樣的經歷，哄孩子睡覺時，會撫摸孩子的肚子，唱著催眠曲。撫摸肚子的方法是從上向下撫摸，而不是來回撫摸或從下向上撫摸，別小瞧這個不經意的動作，它可以起到通降的作用。當吃飽飯後，從上往下撫摸幾下肚子，你就會感覺胃舒服多了。

據說藥王孫思邈每吃完飯後都把撫摸肚子作為習慣性的保健養生之法。胃主的氣是以降為順的，如果逆上又會怎樣呢？胃為「水穀之海」，食物入胃，經胃的腐熟後，必須下行入小腸，胃通降的是濁氣。如果胃的通降功能失常不能以降為順，那麼小腸裏的濁氣逆上於口而出，不僅影響食慾，而且會因濁氣逆上而發生口臭。

血與胃的關係：

中醫有「瘀血不去，新血不生」之說，認為血具有營養和滋潤全身的生理功能。血的運行主要依賴於氣的推動作用。血液的正常運行，決定於氣的推動作用和固攝作用之間的協調平衡。

由於心臟的搏動推動著血液的運行。血在脈中循行，內至臟腑，外達皮肉筋骨，如環無端，運行不息，不斷地對全身各臟腑、組織、器官起著充分的營養和滋潤作用，以維持正常的生理活動。

當血液的運行變慢的時候，可能會成為瘀血，瘀血形成之後，不僅失去正常血液的濡養作用，而且又會反過來影響全身或局部血液的運行，產生疼痛、出血或瘀塞不通，內臟發生瘀積，所以產生「瘀血不去，新血不生」等不良後果。瘀血因瘀阻的部位和形成瘀血的原因不同病症也會不同。這些離經之血瘀阻於胃，會引起胃氣不通，胃噯氣、胃脹、反酸、胃氣不順等症狀。

痰與胃的關係：

我們很少聽說痰與胃有多少關係。那讓我們來認識一下痰飲是什麼？痰飲，一般以較稠濁的液體稱為痰，清稀的液體稱為飲，脾胃與其臟腑的氣化功能失常，水液代謝產生障礙，以致水津停滯而成。脾主運化水液，三焦為水

液通調之道路。故肺、脾、腎及三焦功能失常，均可聚濕而生痰飲。痰飲形成後，飲多留積於腸胃。

我們在做腹部按摩，按壓腹部的時候，有時會聽到咕咕響的聲音，這就是聚集於胃脘中的痰濕，痰濕聚集越久，會越積越多。發現胃中有痰濕應即時地揉按，至消散為止，否則會影響食慾。

另外，停滯在胃腑組織中而未被排出的痰液，臨床上稱為「無形之痰」，這種痰看不見，聽不見，但時刻影響著胃腑的功能。而痰隨氣的升降流行，內至臟腑，外至筋骨皮肉，形成多種病症，因此還有「百病多由痰作祟」之說。

食與胃的關係：

胃為穀之海，與飲食有密切的關係，如過飽或過饑，進食不潔、偏食、偏食寒涼食物等都違背健康法則。民以食為天，有「一日不食氣則衰」之說，理想的飲食不僅要吃飽，吃得乾淨，還要擇食。

在飲食方面，擇食是健康幸福生活的首要問題。擇食不是擇昂貴、擇稀少的食物，而是擇適合自己的、適合氣候的、適合地理環境的食物。

夏天多吃鴨肉，冬天吃多羊肉，這是擇適合氣候的食物；脾胃虛弱的人多吃山藥健脾胃而少吃蛋黃難消化，也不要選擇寒涼性的食物，這也是擇適合自己的食物；適合地理環境的是什麼呢？比如說你看到外國人每天吃著羊肉、牛排、乳酪而長得很健壯，而我們東方人歷來以素食為主，改成他們的飲食習慣是不可取的。

寒與胃的關係：

寒有內生之寒和外來之寒之分。內生之寒是體質虛弱

等多種原因致病，外來之寒與生活習慣有著密切的關係，多瞭解養生知識，多遵循養生規則，是可以避免的。

寒也與胃的健康有著直接的關係，長期吃寒涼食物也會導致胃寒，寒則損傷胃的陽氣。比如說，你生在北方而天天吃南方的香蕉會越吃越寒，因為南方的香蕉是南方炎熱地帶人們解暑的最佳食物；如果有心臟病，而在冬天穿著棉衣吃西瓜，則容易吃出心肌梗塞。或者剛進春天，就整天吃冰淇淋，食用這些寒性的食物，久而久之，胃也成了寒性的。

胃寒會導致寒凝血瘀、瘀阻不通，形成胃痛、胃脹等病症。女性還會引起月經不調、痛經、不孕症等疾病，中醫就有「宮寒不孕」的說法。

熱與胃的關係：

胃熱有真熱和假熱之分。這裏主要說胃的假熱現象，中醫稱邪熱犯胃。四川的女性有喜歡吃辣蒜的習俗，而她們天天吃辣蒜，臉上也不長痘痘，其他地區的女性，有的吃過辣蒜後臉上馬上就長了許多痘痘。這是為什麼呢？臉上長痘痘的青年，大多數有熱邪犯胃，這個熱是假熱，是胃寒而發出來熱的假象，因此稱為假熱，這也就是中醫中說的「寒瘀久化熱」，我們所說的上火了，大多數屬於這種情況。所以臉上長了痘痘的年輕人使用外用霜或吃清熱解毒藥是治不了根本的，大家不妨調理脾胃試一試。

中醫有「有諸內必形諸於外」之說，這是內在的問題外在的反應。我們找到致病根源，祛除痘痘也不是什麼難事。除了假熱當然還有真熱，受現代人飲食生活習慣的影響，真熱少之又少。因為我們的生活習慣損傷了身體的陽氣，包括胃的陽氣。

調理脾胃應該採用什麼樣的方法？我幫助很多患者調理胃腸的疾病，也包括胃下垂、便秘和脂肪肝等消化系統疾病，取得了很好的效果。

一位家居丘陵地帶的江老太太身患風濕、頸椎病、腰椎間盤突出並有骨質增生、膝關節骨質增生、慢性胃病、骨質疏鬆、便秘、脂肪肝等疾病。真是患了好多慢性病。其實這也不是什麼奇怪的事，很多老年人會出現 3 種以上的慢性疾病。有的老人年過七十什麼病也沒有，而有的人沒過 60 歲慢性病都全了。

對於這位江老太太，她個人非常重視頸椎病、腰椎、膝關節骨質增生和全身骨質疏鬆，因為她曾在彎腰收拾衣服時，側腰部的一根肋骨斷掉了，江老太太休養了近 3 個月。用江老太太的話說，從頭到腳的毛病歸納起來是一句話：關節長骨刺和骨質疏鬆。

聽人說，喝醋可以軟化骨刺，她吃了十幾年的醋。又聽說，吃鈣可以糾正骨質疏鬆，老太太天天補鈣，十多年沒停過。可是，吃來吃去，也沒見病好轉，骨質還是疏鬆，各關節增生刺激或壓迫引起的疼痛一天也沒消停過。

也不知從什麼時候開始，江老太太發現自己發白的頭髮豎起來了，頭髮沒以前柔和了，老太太聽說長期吃芝麻可以讓頭髮烏黑發亮，就用芝麻磨成粉天天服用。

老太太為了有個好身體每天參加各種活動，飲食方面也很注重營養，牛奶和雞鴨魚肉幾乎沒斷過。但是江老太太從沒聽說過該如何調理胃病。因為她很少向誰說起她有胃病。也許與上述疾病相比，她認為這個毛病是最小的毛病了，這些症狀與胃病沒有多少關係。

為什麼江老太太保健意識很好，卻仍疾病纏身呢？李

東垣在《脾胃論》中說：「元氣之充足，皆由脾胃之氣無所傷，而後能滋養元氣。若胃氣之本弱，飲食自倍，則脾胃之氣既傷，而元氣亦不能充，而諸病之所由生也。」意思是說，一個人的元氣充沛，脾胃之氣不會受損，脾胃不受損，反過來又能補充正氣了。如果脾胃之氣虛弱，即便食之加倍，元氣也不能充足，諸多疾病都可能會產生。

江老太太服用鈣片多年為何沒有效果呢？骨頭像個麻稈兒，碰一下就折斷了。其實很多中老年朋友只要摔一下、碰一下就會發生粉碎性骨折，這個毛病是脾胃之氣虛弱為本，即便食之加倍，元氣也不能充足，諸多疾病都可能會產生。因此，單純靠補鈣是不可能恢復的。

怎麼才能改變這一切的症狀呢？還是那句老話，治療慢性疾病，先調理胃，因為患者肯定有不同程度的胃病，也可以說十人中有八九人有胃病。像江老太太在保健養生中，忽略了調理脾胃，脾胃吸收不好，再好的鈣片和豐富的營養也無法吸收，也達不到她想要的結果。

從脊柱病因來看，支配胃的神經主要是第7、8、9胸椎的脊神經組成，當相關胸椎錯位及小關節紊亂時，使支配胃的神經受到刺激或壓迫，就會使胃的運動和分泌發生異常而引發胃病。

▲怎樣透過中醫自然療法來調理胃部

首先，患者採取俯臥位，全身放鬆，術者立於床邊，用、揉法等自頸肩、胸腰背、臀、股、小腿按摩至足跟，主要放鬆和溫通足太陽膀胱經。

反覆3～5次，再以拇指指腹或手掌根沿脊柱兩側的華佗夾脊穴自上而下順推至腰骶部，或順足太陽膀胱經自上而下反覆推擦、搓揉、以心俞穴、膈俞穴、肝俞穴、脾

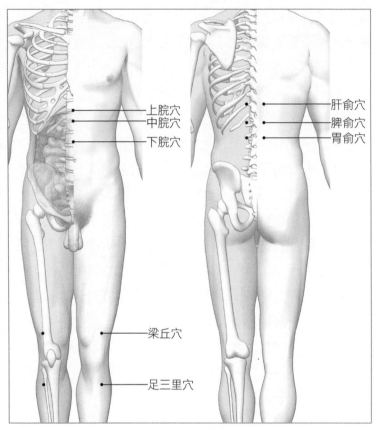

上脘穴
中脘穴
下脘穴

肝俞穴
脾俞穴
胃俞穴

梁丘穴

足三里穴

圖5

俞穴、胃俞穴為重點，直至皮膚紅透出痧點為度。

以上手法 10 ～ 15 分鐘。

其次，可採取刮痧、拔罐的方法（圖 5）。

【方法 1】在採用刮痧、拔罐療法之前，我們先來認識一下胃的形狀。胃又稱胃脘，分上、中、下三部。胃的上部稱上脘，包括賁門；胃的中部稱中脘，即胃體的部位；胃的下部稱下脘，包括幽門。

我們可以按部位在胃部的體表進行刮痧、拔罐。可以先刮痧，然後在**上脘穴、中脘穴和下脘穴**進行拔罐，嚴重

的患者在胃脘部位刮痧的時候就會感覺到有明顯的硬結，會感覺到很疼，刮痧的力量以患者能承受為度。

【**方法 2**】可以採用背部拔罐療法，選取穴位有**肝俞穴**、**脾俞穴**、**胃俞穴**並配合**足三里穴**、**梁丘穴**，在按壓或拔罐足三里穴顯效不明顯時，選取梁丘穴可有效減輕因胃引起的不適症狀，尤其急性的胃部不適就可以點壓或針刺梁丘穴，臨床上有「急性胃痛選梁丘」之說。

貼 心 提 示

怎樣才能做到少患胃炎和少得胃病呢？

　　日常生活多注意衛生，不吃生、冷和腐敗變質的食物，進食細嚼慢嚥、定時定量、心情舒暢、注意保暖、適度按摩和適量運動。

　　急性胃炎調理期間多注意休息，可以選擇進流質食物，有助於消化吸收。症狀重者配合其他方法醫治。

---

2. 什麼原因引起胃下垂

　　胃下垂多是後天失養、中氣下陷的表現。後天失養的原因大多是在生活中飲食無規律，工作勞逸不合理造成的。患有胃下垂的女性多數有子宮脫垂的疾病，從臨床經驗中得出，這些女性大多產後氣血虛弱而不能即時恢復，導致中氣下陷所致。

　　這些女性可同時患有胃下垂和子宮脫垂，雖然這兩種疾病發生的部位不同，但是，導致疾病形成的病因雷同，如果採用補中益氣等綜合方法，從根本上去調理，不僅可

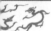

以調理好胃下垂，同時子宮脫垂也會收到較理想的效果。在中醫裏這叫異病同治。

有一位身患胃下垂的胡姓婦人，年輕時是位優秀的護士長，對家庭和工作非常有責任感。在當時艱苦的年代，又是多位孩子的母親，現年僅 70 歲，同時患有胃下垂和子宮脫垂。時常感到乏力倦困，上腹部脹滿，特別是吃飯後腹脹更厲害，平臥稍稍減輕。平時食慾不太好，總感覺胃有下墜感，在和她談話過程中，嘴裏時不時地噯氣。

另有一位男士，50 多歲，姓錢，是胡老婦人的同鄉。身體非常消瘦，自述平時飯量很小，隨著年齡增長，胃病越來越厲害了，胃痛無規律性，疼痛性質與程度變化也很大。噁心、噯氣那是經常的事，有時候便秘和腹瀉還會交替出現。時不時地還會出現天旋地轉，眼前發黑，蹲下去再站起來會昏厥的症狀。

去醫院檢查，才得知已經發展成胃下垂，錢先生以前知道自己有胃炎，怎麼就成了胃下垂了呢，下垂到哪兒呢？吃了飯不是垂得更厲害嗎？想到這些，他連飯也不敢吃了。

醫生說他腹腔內脂肪薄弱，腹壁肌肉鬆弛，胃體下降至生理最低線以下的位置，也就是站著的時候胃下垂到小彎弧線最低點，在髂嵴連線以下。

下垂的胃會收回來嗎？現代醫學認為，胃下垂是指因胃膈韌帶、胃肝韌帶鬆弛無力以及腹肌鬆弛等因素，使胃小彎弧線最低點降到髂嵴連線以下。中醫認為並沒有那麼複雜，本病多因先天不足或後天失養，脾胃虛弱導致中氣下陷所致。

錢先生看了西醫看中醫，現在的身體虛得厲害，時常

伴有耳鳴。西醫說是腹壁肌肉鬆弛所致，中醫認為是脾胃虛損引起的中氣下陷。其實不僅是脾胃虛損，他整個人也非常虛弱。

錢先生想何不採用中醫自然療法來調理，去吃健脾補中益氣的藥，而現在胃虛得很，恐怕難以吸收，虛不受補，於是想到民間的拔罐、推拿療法，小時候肚子痛，奶奶用火罐拔過一次就不痛了。這些年來一直以為西藥快，中藥慢，所以從沒用過中藥。

中醫復興，針灸、拔罐、推拿是中醫自然療法的常用療法，想到這兒就行動起來，下罐時一股涼氣冒了出來，手貼皮膚，寒氣入骨。胃就像是放在冰箱裏了，他頓時恍然大悟，這胃一直處於寒冷的冬天，怎能有春天的活力呢。其實這是虛則寒，寒則傷陽，寒則又虛的表現。

只有失去健康的人才知道健康的重要，這次錢先生下定決心，在整個胃部拔罐，持之以恆。1個月後，錢先生的飯量漸漸地大了起來，體重也增加了，走路比以前有勁了。他的努力有了健康的收穫，真是大快人心的事。

他決心邊治療邊學習，選購些中醫養生類書籍，認認真真地學習研究。半年後，他不僅治好了十多年的老胃病，而且還成了全家人的養生專家，從失去健康到成為專家，重新找回健康和活力。

有一次偶遇胡老婦人，錢先生告訴了胡老婦人他的經歷。老婦人是位護士長，她知道病因和病理，胃下垂屬於胃無力的病症，多見於消耗性疾病及無力型體質者，此病直接影響消化功能。現在看到錢先生的確比以前走路有勁了，消瘦的身體也胖了，臉色也明亮了。胡老太太感慨萬千，一輩子為人民的健康盡心盡職，就是沒想到中醫療法

的神奇效果呀。

從脊柱病因來看，支配胃的神經主要是由第 7、8、9 胸椎的脊神經組成，當相關胸椎錯位及小關節紊亂，從而使支配胃的神經受到刺激或壓迫，就會使胃的運動和分泌發生異常而引發胃病，如胃炎、胃潰瘍、胃下垂等。

▲怎樣透過中醫自然療法來調理胃下垂

首先，患者採取俯臥位，全身放鬆，術者立於床邊，用、揉法等自頸肩、胸腰背、臀、股、小腿按摩至足跟，主要放鬆和溫通足太陽膀胱經。

反覆 3 ～ 5 次，再以拇指指腹或手掌根沿脊柱兩側的華佗夾脊穴自上而下順推至腰骶部，或順足太陽膀胱經自上而下反覆推擦、搓揉，以心俞穴、膈俞穴、肝俞穴、脾俞穴、胃俞穴為重點，直至皮膚紅透、出痧點為度。

以上手法 10 ～ 15 分鐘。

其次，再配合掌推正骨療法，亦稱平脊療法，此法適用於各種慢性疾病和疑難雜症。操作者側身立於患者一側，一手掌根放於頸部第 7 頸椎棘突處，另一手掌置於其上協同用力。操作者前臂和掌根的用力方向與患者身體呈 45°，著力點在術者掌根部，自頸胸段開始，沿棘突由上向下順勢推按，每次壓時注意配合患者的呼吸（呼氣時推按，吸氣時放下），按壓力度由輕到重，並隨時詢問、觀察患者的反應，每次推按至骶尾部結束。

如此往返 3 ～ 5 次。

以上兩種操作方法屬於機體的整體調理，適合各種慢性病和疑難雜症。身體的大環境改善了、和諧了，不具備生病的環境了，身體當然好轉了。這也是俗語說的大河無水，小河就乾了，各種不適的毛病就不見了。

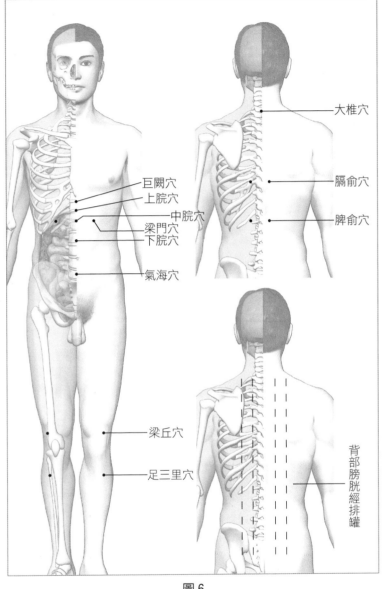

大椎穴

膈俞穴

脾俞穴

巨闕穴
上脘穴
中脘穴
梁門穴
下脘穴
氣海穴

梁丘穴

足三里穴

背部膀胱經排罐

圖6

第三，患者可堅持拔罐調理（圖6）。

【**方法1**】選取巨闕穴和胃部的3個穴位（分別是上脘穴、中脘穴和下脘穴）體表拔罐；氣海穴、脾俞穴、

大椎穴、膈俞穴和梁門穴拔罐。梁門穴在中脘旁 6.7 公分（2 寸）處，具有調中氣，理腸胃、助運化的功能，對胃下垂的療效不錯。

【**方法 2**】背部膀胱經排罐。

【**方法 3**】每天推腹 100 次，點按足三里穴、梁丘穴。

貼心提示

怎樣才能做到少生胃病或不生胃病呢？

治療期間要加強營養，少食少餐，進半流食，飯後宜平躺片刻，不宜做運動，更不宜做劇烈運動和超負荷的運動如跑步、跳躍和遠行等。平時適當地鍛鍊腹肌。

---

 3. 惡劣的「環境」造就了慢性腸炎

在瞭解是什麼原因導致慢性腸炎的形成之前，我們先來瞭解一下腸在體內的工作職責吧。

人體內有一個相當長的管道器官，小腸和大腸加起來全長一共約 12 公尺，小腸的工作是吸收養分，小腸上口在幽門處，與胃之下口相接，其下口在闌門處與大腸上口相連，闌門也就是老百姓說的闌尾。

人吃完東西消化 3～4 個小時到達小腸，然後小腸開始吸收養分，吸收完養分，食物殘渣由闌門進入大腸，正常人的糟粕 24 小時就被趕到肛門處。

到底是怎麼樣形成腸炎的呢？先來說說小腸，小腸屬於六腑之一，具有接受、消化和吸收 3 份工作。小腸接受食物與胃是有區別的，胃是一個容器，而小腸是一個通

道，這個通道非常長，長約 10 多公尺。

小腸除接受食物之外還有 2 份工作，是將胃裏初步消化的食物進一步消化和吸收，消化和吸收這 2 份工作同時進行。小腸吸收水穀之精微，並把食物的殘渣向大腸輸送，可見小腸有泌別清濁的功能。

小腸的工作並不清閒，具備兼職的功能，所以我們自己不要再給親愛的小腸增加負擔了，儘量不要再吃不該吃的食物，不要再吃毫無營養價值的食物了。

小腸在吸收水穀之精微的同時，也吸收了大量的水液，中醫有小腸主液之說。小腸吸收能力強，吸收水液的能力也強，所以說與尿液的量有直接關係。如果小腸吸收能力差，則吸收水液的能力也跟著差，則大便變稀薄，小便的量短少。中醫有「利小便而實大便」之說，就是這個道理。由此可見，小腸受盛、化物和泌別清濁的功能在水穀化為精微的過程中是十分重要的。因此，小腸的功能失調既可引起濁氣在上的腹脹、腹痛、嘔吐、便秘等症，又可引起清氣在下的便溏、泄瀉等症。

小腸遇寒氣的時候，寒氣積結於小腸，就會導致腑氣不通，形成寒盛瀉利的表現，亦可導致寒結便秘。

小腸火的時候，又會表現出什麼症狀呢？小腸火也稱小腸實熱，是實熱證的表現。減少小腸火的方法是，少服溫補辛燥的食物，這些食物會導致辛燥或滋膩久鬱。另一個原因是心火下移，心與小腸互為表裏，並有經脈相互通絡，構成臟腑之間的關聯。心有實火移熱於小腸，會引起尿少、尿熱赤或尿痛等症。反之，小腸火的時候也可循經上炎於心，可見心煩、舌赤、口舌生瘡等症。因此心與小腸互為表裏，小腸出了毛病會連累到心臟。

當腸道有毛病的時候，會引起心神不寧，失眠或多夢，影響睡眠品質，也就是這個道理。

　　那麼大腸又是因何致病的呢？大腸的工作職責又是什麼呢？大腸接受經過小腸泌別清濁後所剩下的食物殘渣，吸收其中多餘的水液而形成糞便，經肛門排出體外。大腸在人體中有 2 項功能是吸水和蠕動，吸水後，將食物殘渣一分為二，乾的成了大便，稀的成了小便。這大腸的吸水工作是一個重要的環節，不要小瞧這吸水，如果吸水功能弱了，水吸的量不夠，而這時的大腸蠕動功能還正常，也就是向前趕大便的功能正常，大便排出即不成形。

　　出現這些情況你不去管它，長期下去就會形成腸炎。患有腸炎又會出現什麼症狀呢？

　　我有一個朋友，1991 年時，他正在壯年，屬猴，33歲。老傳統有這樣一句話：「男人三十三，太陽才出山。」意思是男人以事業為重，男人三十而立業，可見 33 歲應是事業正盛的時期。可是，就在這金燦燦的年華，他卻草草結束了生命，真是令人惋惜。

　　在改革開放的浪潮中，他從普通工人中脫穎而出，成為一個個體經營者，從身無分文到成為腰纏萬貫的老闆。在他們這一代人的努力下，城市的高樓像雨後春筍般高高聳立。他不僅富裕了，當年跟著他一起幹的同鄉們也奔向了小康。

　　然而就在 34 歲的時候，他離開了人世。就在他成為農民致富領頭羊的時候，他的生活習慣全變了，飲食無度，整天吃吃喝喝，花天酒地。3 年前患有慢性腸炎，他並沒有把它當成警鐘，毫無收斂的意思，酒樓成了他的廚房，啤酒飲料成了他的飲用水，家中缺的只怕是白開水了。

在他揮霍健康的同時，結腸癌一步步向他逼近，最後奪走了他的生命和財產。從一個貧困的工人開始到一個貧困的病人落幕。

《黃帝內經》說：「上工治未病，下工治已病。」得了腸癌再去選擇做手術是下策，選擇防病才是上策，我們不如在防病上下工夫。

大腸的另一項功能是蠕動，也是大腸的推動力，也就是傳導功能，如果傳導功能失常，就與肺有關係，是來源於肺氣的肅降。肺氣虛弱，氣虛推動無力，則可見大便艱澀而不行，稱之為氣虛便秘。

長期坐著的人現在要注意了，吃飽了往那兒一坐，肯定會出現大腸蠕動不夠，形成宿便。過硬的大便會損傷腸道，這也是形成腸炎的重要原因之一。腸炎與大便便溏是有區別的，若氣虛不能固攝，清濁混雜而下，可見大便便溏。

長期給孩子喝各種飲料而不喝水，容易出現各種莫名其妙的病症。現在很多食品中添加的各種化學物質，如人工色素、防腐劑、人工甜味素、人工香料等，這些添加劑均被證實對人體健康不利。現在有的孩子只喝飲料而不喝水，或者只喝瓶裝水。

我們知道，小腸和大腸有一個共同的工作，那就是吸水。小腸吸水液和精微，大腸吸取多餘的水液而剩其糟粕。我們也知道，很多飲料中都有一種叫糖精的物質，糖精不是什麼好東西，而現在有種化學物質叫甜味素，可以替代糖精。甜味素其實幾乎是不可降解的，什麼是不降解呢？打個比方，塑膠袋埋入地下 10 年後還是塑膠袋，塑膠袋不可降解所以被稱為白色垃圾。國家為保護自然環境，保護家園，限制使用塑膠袋。

而我們給孩子喝飲料不喝水，這些水由腎臟排泄，這些水中含有的甜味素等化學物質也被送入腎臟，給腎臟帶來很大的負擔，從而引發諸多疾病。

從脊柱病因來看，慢性腸炎的發病與胸腰椎的錯位有直接關係，尤其是第 11、12 胸椎，第 1、2、3、4 腰椎，其發出的交感神經功能失調，就會影響腸道而引起慢性炎症。

▲怎樣透過中醫自然療法來調理慢性腸炎

患者採取俯臥位，全身放鬆，術者立於床邊，用、揉法等自頸肩、胸腰背、臀、股、小腿按摩至足跟，主要放鬆和溫通足太陽膀胱經。

反覆 3～5 次，再以拇指指腹或手掌根沿脊柱兩側的華佗夾脊穴自上而下順推至腰骶部，或順足太陽膀胱經自上而下反覆推擦、搓揉，以大椎穴、心俞穴、膈俞穴、肝

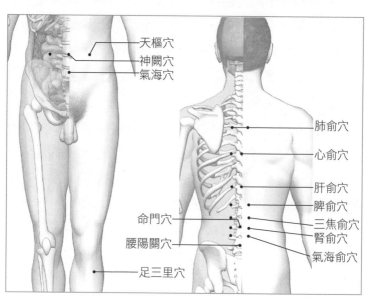

天樞穴
神闕穴
氣海穴

肺俞穴
心俞穴
肝俞穴
脾俞穴
三焦俞穴
腎俞穴
氣海俞穴
命門穴
腰陽關穴
足三里穴

圖7

俞穴、膽俞穴、脾俞穴、胃俞穴為重點，直至皮膚紅透、出痧點為度。

以上手法 10～15 分鐘。

中醫認為引起腸道疾病的原因有寒、火、熱和氣虛。中醫拔罐療法起源於中國，是中國傳統醫學內病外治的一種特色療法，是中醫學的重要組成部分。從中國傳統醫學角度來看，拔罐療法具有疏經通絡、溫經散寒、溫陽固精、清熱瀉火和調理五臟六腑等功能（圖7）。

【方法1】在膀胱經上選肺俞穴、心俞穴，肺、心兩臟分別與大腸、小腸互為表裏，肺主肅降利於大便通暢，

貼心提示

怎樣才能做到少得腸炎和不得慢性腸炎？

我們的身體健壯或消瘦虛弱與腸道健康與否關係密切。進食不潔，不注重衛生可引起不同程度的腸道疾病，出現腹痛、吐瀉、痢疾症狀。

若進食腐敗變質有毒的食物，常出現劇烈腹痛、吐瀉等嚴重現象。如多食生冷寒涼的食物，可損傷腸胃陽氣，導致寒濕內生，發生腹痛泄瀉等腸道病症。若偏食辛溫燥熱的食物，則可使胃腸積熱，出現口渴、腹滿脹痛、便秘或痔瘡等病症。因此，飲食五味應當適宜，平時不要偏食，病時更應注意飲食宜忌。

俗語講「病從口入」，在患有慢性腸炎時，飲食更要相宜才能起到輔助治療的作用，促使疾病好轉，反之，疾病就會加重，嚴重者會危及生命。

小腸火的時候也可循經上炎於心。**腎俞穴、肝俞穴、三焦俞穴、脾俞穴、氣海俞穴**等腧穴拔罐，具有調整五臟六腑，調整陰陽，疏經通絡的作用。

【**方法2**】選**神闕穴**具有扶正固本的作用，**腎俞穴、腰陽關穴、命門穴**具有溫陽固精的作用。

【**方法3**】選**天樞穴**可治療急慢性腸炎，療效顯著；**氣海穴**和**足三里穴**是重要的保健穴位，不能不拔。

4. 瀉久必虛，調理慢性結腸炎是首要任務

慢性結腸炎又稱五更瀉，五更是什麼時間呢？半夜三更是子時，是一天的最後一小時和次日的第一小時，以此推算，五更是早晨 5～6 點。這個時候是大腸經當令，什麼是當令？當令好比是值班。五更的時候是大腸值班，患有慢性結腸炎的人經常在五更腹瀉，因此被稱為五更瀉。大腸和肺又互為表裏，所以肺部有問題的人，也是這個時間咳嗽的最厲害。

大腸與肺有密切的關係，如肺主宣降，肺氣不能下達，故傳導不利，導致排便困難。大腸濕熱的時候，大腸積熱上滯肺氣，導致腸腑不通，肺氣不能順利地宣降於大腸。濕熱阻結大腸，內傷飲食，濕阻腸道，結鬱腑內，氣機不通，嚴重者濕熱損傷腸道，出現血絡，潰腐膿血而形成血痢、腸炎或慢性結腸炎。

在臨床中患有慢性結腸炎的病患往往小腿水腫，小腿水腫的毛病歸原於腎臟的氣化功能。有的人說，我小腿水腫病程已久，為什麼檢查腎臟指標卻正常呢？

其實，這時腎臟的病理檢查還在正常指標範圍內，這是西醫的檢查，中醫認為當腎的氣化功能失常時會導致水

腫的症狀，因為腎的蒸騰氣化功能失常，小便代謝發生障礙，出現尿少，水液停留於腿部，導致水腫。故有「腎主二便」之說。

可見多喝水有益健康是相對而言，如果出現小腿水腫，這時多喝水則無益，多餘的水分不能正常地代謝而停留於體內。其實大腸的傳導作用與腎的氣化功能有著密切的關係。

大腸的傳導變化作用是胃的降濁功能的延伸，同時亦與肺的肅降有關。如胃氣不化穀，就增加小腸的負擔，形成腹瀉。這也是慢性結腸炎形成的原因之一。

當胃初步消化的食物下降於小腸時，小腸的主要功能是吸收養分。血也來源於後天的水穀精微，小腸吸收津液的功能弱，會導致氣血兩虧，血的運行主要依賴於氣的推動作用，血虧導致面色無華，肌肉消瘦。

當長期患有結腸炎的時候，有可能會導致元氣大傷。

慢性結腸炎在臨床中是個較難治癒的疾病，此病較頑固。很多人採用多種治療手段，均因效果不明顯而沒有取得成功療效。有的人說，在治療過程中，病程好一陣，壞一陣，反反覆覆，不能根治。這時候，你不妨採用拔罐療法，中醫拔罐療法被老百姓稱為根治療法。堅持使用可以提高正氣，還具有溫陽固精，打通經絡，從而起到調理五臟六腑的作用。

有一位東北的武術館主持人，姓崔，他向我講述了他治療慢性結腸炎的經歷，他的慢性結腸炎是施行拔罐治好的，原本此人是習武之人，看起來精神，強健，雖年過六十，看起來如同五十來歲，顯得較年輕。隨著年齡的增長和常年奔波於外講經傳道，他患了腸炎卻沒有及時調

理。延誤日久，已形成慢性結腸炎。

醫武本是同源，習武之人一般懂中醫，針灸、拔罐、按摩給人治病也得心應手，有時學生在習武時傷及筋骨或有其他外傷，他用火罐拔上幾下，受傷部分的瘀血就消散了。

為了強身健體，很多父母把孩子交給了崔老師。有的人有個頭痛腦熱、發燒感冒也請他幫忙，時間久了，鄰里、朋友和學生的家長都傳開來，聲稱崔老師是醫武高人，什麼毛病都找他試試。拔罐屬於傳統中醫外治法，對人體沒有任何副作用，崔老師有一顆敢於嘗試的心，在他的勇敢和愛心的驅使下，治好了許多疑難病症。

當時崔老師的症狀主要是腹瀉，他自以為外出飲食不節，休息幾日就好了。漸漸地身體消瘦了些，自我感覺體質也不如從前。時過百日後，症狀更明顯了，經常早晨五六點鐘時腹瀉，他這才意識到可能患有五更瀉。

這些年來拔罐治療各種疾病，治一個好一個，效果是不容置疑的。於是他採用拔罐療法治療，在腹部拔了9個火罐，拔罐部位是**神闕穴**、**中脘穴**各一個、**天樞穴**兩個、**氣海穴**一個、**腹結穴**兩個、**章門穴**兩個（圖8）。我並沒有指導他，而是親自精選了一套罐送給他。

從脊柱病因來看，慢性腸炎的發病與胸腰椎的錯位

貼心提示

怎樣才能做到少患慢性結腸炎和不患結腸炎呢？

多做室外運動和鍛鍊；得了腸炎時應用時調理，以免延誤。

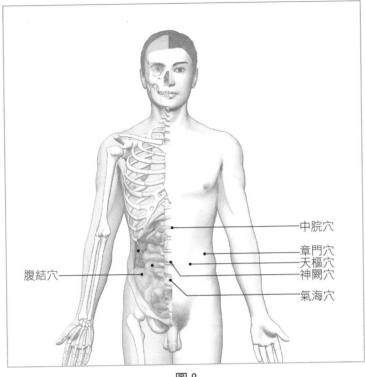

中脘穴
章門穴
天樞穴
神闕穴
氣海穴
腹結穴

圖 8

有直接關係，尤其是第 11、12 胸椎，第 1、2、3、4 腰椎，其發出的交感神經功能失調，就會影響腸道功能，從而引起慢性結腸炎症。

▲怎樣透過中醫自然療法來調理慢性腸炎

　　患者採取俯臥位，全身放鬆，術者立於床邊，用、揉法等自頸肩、胸腰背、臀、股、小腿按摩至足跟，主要放鬆和溫通足太陽膀胱經。

　　反覆 3 ～ 5 次，再以拇指指腹或手掌根沿脊柱兩側的華佗夾脊穴自上而下順推至腰骶部，或順足太陽膀胱經自上而下反覆推擦、搓揉，以大椎穴、心俞穴、膈俞穴、肝俞穴、膽俞穴、脾俞穴、胃俞穴為重點，直至皮膚紅透、

出痧點為度。

以上手法 10～15 分鐘。

慢性結腸炎的刮痧、拔罐部位如下（圖 9）：

【**方法 1**】上脘穴、中脘穴、下脘穴、神闕穴、腹結穴。

【**方法 2**】在督脈，大椎穴、神道穴、至陽穴、中樞穴、命門穴、腰陽關穴、腰俞穴。

【**方法 3**】脾俞穴、腎俞穴、大腸俞穴、神闕穴、中脘穴、天樞穴。

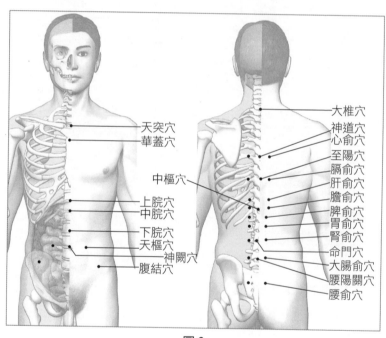

天突穴
華蓋穴

中樞穴

上脘穴
中脘穴
下脘穴
天樞穴
神闕穴
腹結穴

大椎穴
神道穴
心俞穴
至陽穴
膈俞穴
肝俞穴
膽俞穴
脾俞穴
胃俞穴
腎俞穴
命門穴
大腸俞穴
腰陽關穴
腰俞穴

圖 9

5. 便秘的危害不亞於尿毒症

在養生法則中，首先要做到四通，大便通、小便通、氣血通和心態要通暢。如果一個人大便不通，一般不會引起多大注意，3 天不大便，不至於因此而請假治病，如果此人 3 天不小便，恐怕早已到急診科就診了。

所以說大便不通暢一般不會受到重視，而小便不通暢就不同了，因為小便便不出來，會引起一系列的急症，如尿瀦留、尿毒症等，是需要做手術的。而出現便秘了，不會一下子出現急症或危險，可以照常上班，因而被大多數人忽略，認為便秘是常見的。其實，便秘的危害不亞於尿毒症，只是進展比較隱秘而已。

一些中年女性，大便稀或不成形，往往她們臉上肌膚是乾燥的或有魚尾紋；經常便秘的女性，大多數臉上長色斑或皮膚發暗。當出現這些現象的時候，她們不以為是便秘的緣故，而自以為是皮膚出了問題，不去解決便秘的問題，卻在皮膚上大下工夫。治來治去，臉上的斑點大有越長越多的趨勢，嚴重影響自己的心情。

為什麼便秘會使臉上長色斑呢？如果一個人 24 小時不排出大便，它就能繁殖出 2 兆億以上的細菌。有些人的大便在腸道中停留半個月甚至更長時間，大便會瘀積在腸道壁上形成污垢。

據說德國一位傑出的外科醫生解剖了 280 名死者的內臟，在其中 240 名死者的腸道壁上都有瘀積的硬石狀糞便及污垢。

無獨有偶，倫敦一名醫生解剖一位死者的大腸，從中取出 10 公斤陳舊已久變成像石頭一樣硬的糞便，並將其

作為陳列品展示。如果在腸道上瘀積的糞便不能及時排出，不僅會影響皮膚，有損容貌，更嚴重的是影響健康！

大腸是人體重要的排泄通道，也是盛載糟粕的器官，大腸有推動和吸收殘渣中的水液的能力，中醫解釋為大腸的蠕動和津液吸收功能。大腸蠕動的快慢和津液吸收能力的高低互不協調時就會導致便秘或腹瀉。當我們不能正常排便而形成便秘的時候，體內的宿便就會形成毒素，重新被大腸吸收為津液，這些被吸收來的津液含有大量的毒素，經由腎等臟器的宣降氣化輸布於全身，包括血液裏、細胞裏，甚至骨髓裏。

所以當出現宿便的時候，往往臉上會出現黃褐斑、老年斑等色斑。實際上老年斑也是體內垃圾毒素堆積的結果，並非什麼壽斑。

津液靠脾胃來調理，如果出現升降失調，一部分津液沒有被人體充分利用，形成積液，停留在腸道內，中醫稱之為濕熱，重者是濕毒。腸道裏的積液與瘀積在腸道凹溝裏的污垢相伴，聚積於腸道內形成對人體有害的毒素，這些有毒的積液在腹腔內如死水般佔據著腸道，不僅影響食慾和消化，而且還會導致慢性中毒。

人為什麼會生病，為什麼不長壽？就是體內慢性中毒的結果。我們在做腹部按摩的時候，會聽到咕嚕咕嚕流水般的響聲，這是死水被推動的聲音。如果這些積液重新被吸收，就如同我們天天飲用被污染過的池塘裏的死水，長久下去，不僅腸道內充滿毒素，每一個細胞中都會含有毒素。體內的毒素會越積越多，最後形成各種慢性疾病和不適的症狀，如直腸癌等疾患，被現代醫學宣稱為無法治癒的絕症。

中醫有「有諸內必形諸於外」之說，內在的問題由量變達到質變的時候，外在必然會有所表現，達到中毒的狀態，臉上出現色斑的時候，其實是在向你傳遞資訊了，而你不僅不接受資訊，還找來各種美容化妝品去拒絕這些資訊。

　　當內部的腸道與臟腑功能失調時，會引起便秘或腹瀉等症狀，這些症狀的長期出現會導致身體處於一個慢性中毒的狀態，這些是導致中毒的內在原因。引起慢性中毒的外在原因與飲食有關，特別是擇食。

　　在選擇食物時，是選擇人體需要的食物，如果這個食物人體不需要，不管它的味道有多鮮美，顏色有多豔麗，也不要進食。現在供我們吃的食物很多，然而真正安全衛生的卻不多，在供選擇的貨架上、菜攤上，有些食物添加了人體根本不需要的添加劑，如防腐劑、增色劑、甜味劑，酸味劑、增稠劑等。

　　這些添加劑大多數是化學物質，它們有著自己的化學名稱，如果進食這些化學成分達到一定量的時候，會出現明顯中毒的現象。出現腹瀉和便秘，導致腸胃功能紊亂。比如牛奶加工廠有些不法分子添加了三聚氰胺等物質，長期服用由量變達到質變的時候，會傷害嬰兒的腎臟，導致身體健康出現嚴重的問題。

　　最近幾年衛生部也報導過很多這方面的問題。我們不要等到不法分子受到法律的制裁，強制性放棄生產不合格的產品時，才去停止食用，這樣會給不法分子提供商機。要有自我維護健康的意識，假如我們每個人都知道這些化學成分添加在食物中對人體有害，做到少吃或不吃它，那麼我們的作為不僅收穫了一份健康，而且還伸張了正義。

大家知道便秘會給健康帶來嚴重的後果，那麼便秘到底是怎麼形成的？

中醫認為便秘主要有寒秘和虛秘兩種症候。我們把津液比喻成水，那麼我們吃進去的辛辣食物如同火，如果我們食用過多辛辣食物，如同火力過大，水自然很快耗盡，腸道中的大便在缺水的狀態下會乾結如石，運行十分困難，如同無水行舟。

大腸有推動力和吸收殘渣中的水液的能力，導致虛秘的另一種原因是如果大腸推動無力，運行減緩，運行到肛門口的時間就會延長，大腸吸收殘渣水分的時間同樣會增加，導致更多的水液被吸收，形成乾便，其實便乾對於運行更是一種阻力，這是個惡性循環的狀態。因此臨床中有十天或半個月不解大便的病患。導致大腸推動無力的原因是氣血虛弱，也可以稱為氣虛便秘、血虛便秘。

便秘是健康的大敵，宿便也是三濁的一種，中醫說的三濁是指濁氣、濁水和宿便，其實便秘三者都具備，便秘的人常常伴有脾胃失調，濁氣上升，導致口臭；腸道內積液停留形成死水，中醫稱它為濁水，濁水也會形成濕熱、濕毒；大便宿停於大腸內是便秘的直接表現。因此便秘給人體帶來巨大的危害。

為了解決便秘的問題，很多人採用致瀉的方法，其實導致腹瀉的藥物大多是寒性藥物，身體自身有一個保護意識，當人進食寒涼藥物或食物時，會用瀉的方式來排泄寒氣，如果誤食毒物，人體有種反應是上吐下瀉，這也是一種自我保護的反應。

有的人採用一些食物來達到腹瀉的目的，比如由吃香蕉來通便，其實香蕉是大寒性食物，進食大寒性食物人體

也會出現自我保護意識進行排泄，如果長期進食香蕉來幫助通便，那越吃便秘會越頑固，其因就是體內越來越寒，寒結而導致排便不利。

導致便秘的另一種原因是腸胃裏聚積了許多的寒氣，寒久傷陽，陰盛陽虛，陰陽失衡。寒久化熱，寒久必虛，出現的症狀是虛火過旺，形成內燥。內燥是指機體津液不足，人體各組織器官和孔竅失其濡潤，而出現乾燥枯澀的病理狀態，所以中醫有「燥勝則乾」之說。內燥病變多見於肺、胃及大腸，內燥病變臨床多見津液枯涸的陰虛內熱之證，如大便燥結等症狀。

出現大便乾燥的時候就要快去調理，別等到患了直腸癌的時候再去尋找治病的良藥。其實當身體某一個部位出現問題的時候，很多疾病都會跟著出現，因為它們之間有著直接的關係。

一位盧老太太，今年 77 歲，是個東北人，記得當時她向我述說病情，她身患很多種疾病，有頸椎病、腰椎間盤突出、高血壓、脂肪肝、結腸炎，最令她痛苦的是便秘。為這便秘，大年三十去醫院住院。

老人說著話就哭了：「誰不想在家過個團團圓圓的新年，可是這大便已經 14 天沒解出來，肚子脹得人直冒汗，老伴看我痛苦，經常用手幫我摳，肛門口的大便被摳出來一些，但肚子還是又脹又痛，去醫院住到正月十四才出院回家，這個便秘讓全家人都不得安寧。」說著話，老人掀起她的衣服，用手敲了敲肚皮，說：「聽，這肚皮像個鼓似的，嘣嘣響。」

說實在的，這肚皮看上去真像懷胎七八個月那麼大，摸上去硬邦邦的。老人的臉有些水腫，眼皮也腫得厲害，

小腿也有水腫的現象。

老人說：「為了緩解便秘，香蕉沒少吃，可是大便根本不下來，現在看到香蕉就害怕，就打憷。解大便對於我來講是非常痛苦的事情，想到都害怕，這活著沒有生活品質可言，簡直是活受罪呀。」

聽了老人的一席話，我也替她著急起來，這如何是好，老人這般年紀，還得受如此痛苦。我問她有沒有胃病，她說：「一天三頓飯，一頓不吃餓得慌，而且吃得特別多，少吃一口都不行，我不知道這算不算胃病。」

其實這是胃亢進，胃出現問題有兩類表現，一類是沒胃口，什麼都吃不下，沒有食慾，按中醫講沒有胃氣，吃了也消化不了，這類病大多數人並不陌生。

另一類是吃了也不知道飽，這是胃的傳導神經失靈，吃飽了的資訊傳達不到大腦，導致食量過多，給身體增加負擔。出現這類現象很多人誤認為是食慾好，沒想到是胃出了問題。

像盧老太太這樣其實是胃出了問題，在胃炎的章節中我說過治病還得先治療胃病。從老太太的氣色可看出，臉水腫與心臟有關係，小腿水腫與腎臟有關係，老太太也說了，心臟有毛病，其實老太太的腎功能也失調，從老太太的病程看，久病必虛，虛久傷陽，陰盛陽衰，老太太應該屬於寒結便秘。

老太太的毛病該怎麼調理呢？中醫拔罐具有溫經散寒、溫陽固精，逼使邪氣、毒氣排出，達到調理五臟六腑的功能。拔罐治療不用住院，更不用吃藥打針，它是傳統中醫的外治法，避免了口服藥物帶來的副作用，而且拔罐對身體沒有任何副作用。

我幫老太太在胃部上脘穴、中脘穴和下脘穴各拔上一罐，在中脘的兩側各拔一罐，神闕穴兩側各拔一罐，取下罐後，皮膚觸之寒冷至極，老太太好像抓到了救命稻草，回去又拔了一次，觸之冰冷，感覺冷氣既在皮表又在肉裏，老太太穿上大衣，後又穿起棉衣，睡覺時又蓋起羽絨被。

其實這是寒氣聚積於胃腸道，拔罐之後，聚積的寒氣被驅動起來，沿著經脈竄走，這是拔罐的病灶反應，也是正常反應，是好現象。遇到這種情況繼續拔幾次，病灶反應會慢慢地減輕消失。

1週後，老太太忍不住把好消息帶給大家。她說：「今早以最快的速度排出了大便，大便的量太大了。」老太太的興奮勁兒足以說明她的喜悅是發自內心的。她看到了希望，堅持下去，定會收穫健康。

老太太在我的指導下調整了拔罐的方法，腿的水腫按中醫說是腎的氣化失調所致，所以腎臟是必須治療的臟器，治療腎臟時在膀胱經的腎俞穴上拔一罐，再加一個非常重要的罐，那就是命門穴。

命門者，「精之所舍也」，是人體生命的根本，是維護生命的門戶。配以肝俞穴、肺俞穴和脾俞穴各拔一罐。堅持下去，老太太的腿定能消腫。調理好腎臟也是治療便秘必不可少的一個環節。

老太太照法行事，經過5個月的治療，全身毛病好了大半，大便正常了，腿也消腫了，朋友們見到她，有的說老太太精神了，有的說老太太瘦了，還有的說老太太走路比以前快了。

這是盧老太太治療便秘的真實經歷，像老太太這樣嚴

重的便秘相對較少，其實生活中有很大一部分人有不同程度的便秘。

從脊柱病因來看，第1腰椎與腸道的關係密切，當其支配的神經受到壓迫抑制時，就會引起排便不順。因此第1腰椎的調理至關重要，不僅能改善腸道問題，頑固性的便秘也會逐漸好轉。

▲怎麼透過中醫自然療法來調理便秘

首先，患者採取俯臥位，全身放鬆，術者立於床邊，用、揉法等自頸肩、胸腰背、臀、股、小腿按摩至足跟，主要放鬆和溫通足太陽膀胱經。

反覆 3～5 次，再以拇指指腹或手掌根沿脊柱兩側的華佗夾脊穴自上而下順推至腰骶部，或順足太陽膀胱經自上而下反覆推擦、搓揉，以第1腰椎至第4腰椎及腰骶椎的下髎穴處為重點，直至皮膚紅透發熱、出痧點為度。

以上手法 10～15 分鐘。

其次，採取刮痧和拔罐療法（圖 10）。

【方法1】選取胃部的上脘穴、中脘穴和下脘穴，神闕穴和神闕穴下面的氣海穴，神闕兩側的天樞穴、下脘穴兩側、中脘穴兩側和期門穴，先刮痧後拔罐。

【方法2】在腰骶椎的八髎穴處由下向上先刮痧後拔罐。尤其下髎穴具有通調二便的功效。

【方法3】氣虛便秘配合督脈或膀胱經拔罐，可以沿經拔罐，也可以在經脈上選取重要的穴位，如督脈上有大椎穴、神道穴、至陽穴、中樞穴、命門穴、腰陽關穴和腰俞穴；膀胱經上選取肺俞穴、心俞穴、膈俞穴、肝俞穴、脾俞穴、腎俞穴、大腸俞穴和膀胱俞穴。

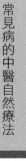

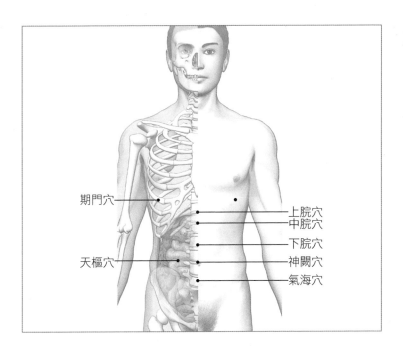

期門穴

上脘穴
中脘穴

下脘穴

天樞穴

神闕穴

氣海穴

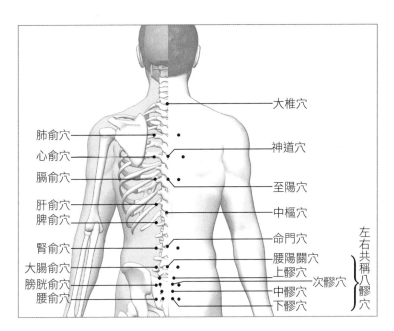

大椎穴

肺俞穴

心俞穴

膈俞穴

肝俞穴
脾俞穴

腎俞穴

大腸俞穴

膀胱俞穴
腰俞穴

神道穴

至陽穴

中樞穴

命門穴

腰陽關穴
上髎穴

次髎穴

中髎穴

下髎穴

左右共稱八髎穴

圖 10

貼心提示

怎樣才能做到少便秘和不便秘？

便秘主要指大便次數減少或糞便乾燥難解，一般指2天以上無大便現象，也是最常見的消化系統的症狀。便秘分為器質性和功能性2種。引起便秘的原因有久坐少動，食物過於精細、缺少纖維素或不合理的排便習慣等因素，致使腸道運動緩慢，水分被吸收過多，糞便乾結堅硬，滯留腸道，排出困難。這是年輕人引起便秘的重要因素之一，只要我們改變一些作息習慣，就會減少便秘的發生。

作為老年人，引起便秘的因素大多是氣虛型便秘，年老體弱、氣血雙虧、津液不足、腎氣虛弱，老年人應該注重合理的飲食，多做室外運動，增強體質，可以減少便秘的發生。不管我們處於什麼年齡，都要有一個好的心情，做到心情開朗、心胸開闊、助人為樂，擁有一個健康的心態，會減少很多疾病的發生。

6. 不要認為患有脂肪肝無所謂

肝臟有藏血的功能，當機體劇烈活動或者情緒激動的時候，肝臟就會把所貯存的血液向機體的外周輸送，以供機體的需要。當人體處在安靜的睡眠休息狀態時，機體使用的血相對要少，肝臟把多餘的血收藏起來，進行消毒、淨化，因此，肝臟也是血液的淨化器。

《黃帝內經》說「日出而作，日落而息」，而現代人生活節奏快，夜生活豐富，一般晚上十點半鐘之前睡覺的人不多，有的人到夜裏一點多鐘才睡覺。這嚴重違背了生活規律，夜間是肝臟淨化血液的時間，如果一個人夜間沒有睡眠，肝臟不能把使用了一天的血液進行淨化，次日的血液品質會大打折扣。會出現臉色灰暗、皮膚粗糙、黑眼圈等現象。

那麼是誰把血運送給肝臟呢？如果肝的血不足，就會形成肝血虧虛的情況。中醫認為脾虛，血液化源不足會出現這種情況。由此可見，是我們的勤務兵脾臟把血液送給肝臟。脾胃互為表裏，胃是水穀之海，胃主消化，脾將胃消化的食物化為精微運化於肝臟等臟腑使用。所以脾運健旺，肝血有源，肝有血所藏。

現實生活中，有的人大腹便便，他們當中有相當一部分人有不同程度的脂肪肝。據報導，肥胖者大約 60% 以上有不同程度的脂肪肝，可見肥胖的人容易患脂肪肝。

肥胖症給人體健康帶來的危害是多方面的，由於肥胖者體內的脂肪沉積過多，影響正常的生理功能，引起代謝紊亂，導致多種疾病。

肥胖不僅影響人的體形，還會引發脂肪肝等危害人體健康的各種疾病。所以，肥胖是引發多種疾病的根源。肥胖不僅引發脂肪肝，還會使人縮短壽命。據說國外一家人壽保險公司採用量腰圍的方法來交納投保費，腰帶越長保險費越高。

導致肥胖的原因與脾胃有直接的關係，脾虛會引起兩種體形，脾又是肥瘦的調節器，如果調節器失靈，會引起過肥或過瘦。因此，中醫認為肥瘦都是脾虛的原因，脾主

運化水濕，肥胖是由於體內脂肪堆積過多，中醫認為過多的脂肪就是沒有運化出去的水濕。過瘦也是脾虛引起的，脾主肌肉，脾虛自然肌肉豐滿不起來。

其實我們每個人的肝臟裏都有脂肪，每個人肝臟中的脂肪量是不相同的，如果肝內脂肪量占肝重不超過 5%，那麼就是在正常範圍內。假如肝臟脂肪超過肝重的 10% 或者組織學上肝實質脂肪化超過 30%，醫學認為是脂肪肝。肝臟是人體脂類物質轉化、利用、合成的場所，如果身體過於肥胖，不僅會增加肝臟的負擔，還會導致肝臟的脂肪堆積過多。畢竟肝臟不是大量儲存人體脂肪的倉庫，超過肝臟承受的量就會呈現病理狀態，即為脂肪肝了。

其實，患脂肪肝的人是肝細胞功能減退的表現，肝臟無法合成過多的脂肪，換言之，肝細胞功能減退後，肥胖人過多的脂肪進一步促進脂肪肝的形成，而不是肝臟脂肪過多形成脂肪肝，它只是一個測定有無脂肪肝的標準。患有脂肪肝的人肝硬化的發病率明顯高於沒有患脂肪肝的人，長期患有脂肪肝會導致肝細胞變性、纖維組織增生，嚴重影響肝臟功能的發揮和損傷肝臟。

另一種脂肪肝的患者一般不易看出來，就是很瘦的體型，這些人大多數是肝臟已患其他病在先，導致肝功能失調，出現脂肪肝。如患過血吸蟲病的人當中有一部分人又患有脂肪肝，這些人消化系統長期受損，因此看上去很虛弱，很瘦。

有的人認為患有脂肪肝是無所謂的事，現在生活水準提高了，難免出現富貴病，很多人有了將軍肚，如果叫它小下去，難！

脂肪肝患者多無自覺症狀，只是偶爾感覺輕度疲乏、

食慾不振等。脂肪肝不像肝炎或肝癌，肝炎具有傳染性，人們對它有種本能的恐懼；肝癌，是極速死亡的代名詞，在癌症死亡的病例中，肝癌死亡的速度排首位。

當出現脂肪肝的時候，肝細胞功能已經減退，但是脂肪肝發展到嚴重的階段，肝臟纖維組織增多而形成肝纖維化的時候，肝臟的器質性病變達到一種不可逆的狀態。

肝臟損害之後，肝臟合成蛋白質的功能降低了，而低蛋白血症就會促使肝臟硬化。同時，肝臟解毒的功能也降低了。因此，當機體患有肝炎或是脂肪肝的時候，肝臟已經受到損傷了。

所以不能再不注重飲食了，不能再胡吃海塞了，尤其是在盡情享用各種大餐的時候，不僅吃進去過多的脂肪，還會不小心吃進各種食品添加劑和殘留的化肥農藥，它們更加重了肝臟的負擔。

肝臟不僅有淨化血液、殺滅血液中的細菌等作用，而且肝臟是人體脂類物質轉化、利用、合成的場所。如果肝臟出現損傷或失去工作的能力，那麼會嚴重影響人體的健康，甚至會失去生命。肝臟受到損傷後，第一個問題是血液淨化不合格和血中物質不平衡，對我們的臟腑都會有影響，還會併發各種慢性病，如高血壓、高血脂等；其次，肝臟合成蛋白質的功能降低，會出現面色萎黃；人體的脂肪類物質轉化紊亂會出現脂肪肝。

中醫認為肝主疏泄，是疏通和發洩的意思，又與脾胃的升降密切相關，肝的疏泄功能異常，不僅能影響脾的升清功能，還能影響胃的降濁功能，故有「土得木而達」之說，土在五行之中指的是脾胃，木指的是肝或膽。因此，肝氣犯脾，脾虛則肝無所藏，所以養生先養肝。可見，養

好肝是養生中的一個重要環節。

▲如何調理肝臟？肝氣虛的時候，應該怎樣調補呢？

肝是嬌臟，不可直接補。中醫有肝腎同源和肝膽相照之說。肝腎同源，五行中，肝屬於木，腎屬於水，按生剋之理，水生木，補腎的同時達到補肝的目的了，肝腎同源，意思是說肝臟和腎臟都可以由腎臟來調補。

肝需要疏泄，而不能瘀滯，肝是由膽來達到疏泄的目的，故有「肝之傳餘氣，泄於膽」之說，在養生中也比較流行敲膽經，膽經疏通了，肝也疏泄了，肝膽相照嘛，肝有問題，找膽再好不過了。

從脊柱病因來看，肝功能障礙、脂肪肝、肝硬化大部分與第 7 胸椎至第 10 胸椎向左旋轉、脊椎錯位有關。

▲怎樣透過中醫自然療法來調理脂肪肝

早期或中期的脂肪肝是有可能經由調理而得以健康的，而當發生晚期脂肪肝時，肝臟已經發生器質性的改變，達到不可回逆的地步。

因此，不要等到肝區不適、腹脹或肝腫大發展到肝硬化的時候再去治療。不管你選擇什麼藥物也難以復原，這些藥物還會給肝臟帶來負擔，嚴重者會引起肝中毒或全身中毒的症狀。

首先，患者採取俯臥位，全身放鬆，術者立於床邊，用、揉法等自頸肩、胸腰背、臀、股、小腿按摩至足跟，主要放鬆和溫通足太陽膀胱經。

反覆 3 ～ 5 次，再以拇指指腹或手掌根沿脊柱兩側的華佗夾脊穴自上而下順推至腰骶部，或順足太陽膀胱經自上而下反覆推擦、搓揉，以第 7 胸椎至第 11 胸椎兩側為重點，直至皮膚紅透發熱、出痧點為度。

以上手法 10 ～ 15 分鐘。

其次，採取刮痧和拔罐療法。刮痧、拔罐的步驟是調理脾胃，補腎和疏通膽經（圖 11、12）。

【方法 1】調理脾胃，如果虛寒的採用腹部拔罐法，選取巨闕穴、中脘穴、下脘穴、神闕穴、氣海穴等任脈穴位，肝之原穴期門穴，配以章門穴、天樞穴、水道穴等胃經穴位。

【方法 2】期門穴、中脘穴、神闕穴、肝俞穴、膽俞穴、脾俞穴、胃俞穴、腎俞穴、命門穴、足三里穴等穴位綜合拔罐。

【方法 3】腎虛有陰虛和陽虛之分，拔罐具備調理陰陽的功效。一種腎虛是寒引起的，在補腎之前先祛寒，拔罐祛寒所拔的部位是命門穴、腎俞穴、志室穴、腰陽關穴、關元俞穴、八髎穴；補腎所拔的部位是腎俞穴，中醫講左腎為腎臟，右腎為命門，命門穴是重要的穴位，自古以來醫家都非常重視它，命門者，神精之所舍，元氣之所繫也。

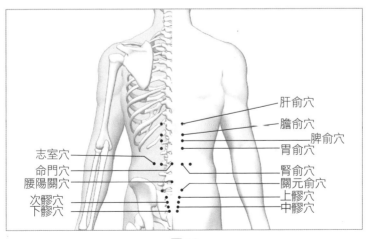

志室穴
命門穴
腰陽關穴
次髎穴
下髎穴

肝俞穴
膽俞穴
脾俞穴
胃俞穴
腎俞穴
關元俞穴
上髎穴
中髎穴

圖 11

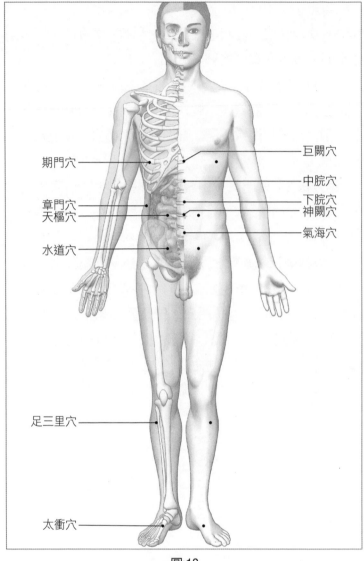

期門穴

章門穴
天樞穴

水道穴

巨闕穴

中脘穴

下脘穴
神闕穴

氣海穴

足三里穴

太衝穴

圖 12

【方法 4】膽經先刮痧，再排罐，幫助打通經絡。

【方法 5】敲膽經和點按期門穴和太衝穴。

貼心提示

怎樣才能做到少生脂肪肝和不患脂肪肝？

減少肝臟疾病發生的重要措施就是有一個健康的心態，當情志發生突然的、強烈或持久的刺激時，會導致人體氣機紊亂，臟腑陰陽氣血失調，容易導致疾病的發生。當情志抑鬱或急躁發怒的時候，則會影響肝的疏泄功能，從而導致肝氣鬱結或升泄太過的病理變化。當心情開朗、開心的時候，肝的機能處於一個良性的狀態，益於肝的疏泄，氣機調暢。中醫有「怒則傷肝，思則傷脾，恐則傷腎」等說法。

減少脂肪肝的發生和發展，要注重合理的飲食，控制脂肪和碳水化合物的過量攝入，戒酒，多食粗纖維食物。合理運動，增強體質，減少多餘脂肪的堆積。生活有規律，做到勞逸結合，老有所樂，知足常樂。

7.各種慢性疾病都可能出現腹脹

腹脹，中醫稱為氣脹，腹脹大多數是胃腸道記憶體在過量的氣體。氣是人類祖先對自然現象的一種認識，中醫認為氣是構成人體和維持生命活動的最基本物質。氣的升降出入運動之間的協調平衡稱為氣機調暢，升降出入不平衡時，就會出現氣機失調的病理狀態。氣機失調有多種表現形式，如由於某些原因，氣的升降出入運動受到阻礙，就會出現氣機不暢，如果所機不暢發生在腹腔的某個部

位，則會引起腹脹的症狀。

人體的氣是源於稟受父母的先天之精氣和食物中的營養物質，食物被脾胃運化成為水穀之精氣，也稱為穀氣。穀氣也是氣的一種，氣又與血的關係密切。氣是血之帥，血是氣之母。氣實而血運行會旺盛，血的運行靠氣的推動，氣的生成靠血的化生。可見氣血之間相互影響著，一榮俱榮，一損俱損。

脾胃的功能是化水穀之精微，如果胃虛或胃功能弱，則水穀不能充分化為精微，導致氣血生化無源，形成氣血虛。氣血兩虛的形成是氣虛而血推動無力，則會出現血瘀，中醫有「瘀血不去，新血不生」的說法，則更會引起血虛。出現氣血兩虛時，會引起氣機失調，胃腸部發生阻滯不通，則形成氣脹。

中醫有「氣實者，熱也；氣虛者，寒也」之說，意思是說機體的寒熱也與氣有一定的關係。可見胃腸虛弱者也表現出寒的症狀。

慢性胃腸炎、胃腸神經官能症或腹腔做過手術後都有可能出現消化不良、噁心、噯氣和腹脹等症狀。此外，飲食之後運動量過少和思慮過多的人也會引起食慾不振或腹脹。前者要從源頭上抓起，治療引起腹脹的疾病；後者稍加注意就可避免腹脹的發生。在這裏，我要提醒一下辦公室的文秘、白領階層人士，他們長期以車代步，食物過於精細，也是導致腹脹的原因之一。

生活中，大多數老年人長期伴有不同程度的腹脹，患有慢性疾病的中老年人群中或多或少會出現腹脹和胃腸疾患。他們的機體功能逐漸衰退，加之各種慢性病的困擾，胃腸蠕動能力減弱，因此腹脹更為頻繁。

有些老年人感覺退休後生活空閒乏味，了無生機，還有些老年人獨居生活感到孤獨，這些老年人，有的靠長時間看電視來打發閒置時間，運動量過少，長久下去也會導致腹脹。所以退休的中老年人要做到老有所樂，老有所為。要結識新朋友，加入到新的社會環境中去。

慢性胃腸病是發生腹脹的重要因素之一，很多人出現腹脹或食慾不振的時候，不採取任何行動，而以減少食量為手段，長期下去，身體越來越虛弱。其實出現腹脹，是身體在向我們發信號了，它在告訴我們，身體內部機能出現了問題。

按西醫說是消化力不行了，中醫講胃沒有氣化了，不管是西醫還是中醫都是在告訴我們，身體已經走下坡路，如果你不及時地制止它，它會一直滑到谷底。

其實氣化離我們並不遙遠，它就在我們的身邊，只不過老百姓不知道而已。一個嬰兒餓了要吃奶；一個傷患大口大口地吃飯；一個癌症病人知道饑餓等，這一切都是氣化的作用。如果沒有氣化，嬰兒會生病，傷患的傷口難以癒合，癌症病人會死亡。

腹脹的原因歸納起來有 2 種類型。

一是飲食和生活習慣不符合養生規則而產生的，像這一種調理起來方便得多。如果把忠心耿耿為我們服務的身體比作一輛正在行駛的車，飲食和生活不合理就像駕駛員在一條極為不平的坑路上開車一樣。優秀的駕駛員通常為了愛車繞開此道，但也有的駕駛員急於求速，顧不得人與車的安全，衝過此道時，發現車上的螺絲帽震掉了或車輪胎被扎壞了，按理說，這也不是什麼大問題，我們只需安裝一個螺絲帽和換一個輪胎即可。但如果這種情況經常發

生，久而久之，你的愛車就會支離破碎。

二是身體已經長期處於慢性疾病的狀態。好比駕駛員也瞭解其車損傷已久，今天掉一個螺絲帽，明兒車門開關受損了，後天離合器也壞了，卻不從整體上去檢修和保養，只是丟了一個螺絲帽就去補一個螺絲帽，車門開關壞了就補修一個車門開關等，等到有一天　車失靈了出現追尾或在一個山坡上出現故障而無法行駛時，這車恐怕要徹底癱瘓了。

調理腹脹的養生方法有很多，拔罐、推腹，按摩，敲打經絡都是可以隨時隨地去做的，不需要求助於任何人來幫忙。這些方法操作起來猶如裝個螺絲帽那麼簡單實用。

記得有一個女孩子情感出了點兒問題，那段時間食慾很差，我看她臉色黃而憔悴，就叫她去美容院拔火罐，她當時還說，我這段時間天天減肥，還拔什麼火罐減肥。她說的減肥是指沒食慾，她本人當時瞭解拔火罐可以減肥。我告訴她，拔罐不僅可以減體重，還可以美容、調整食慾，到時候，你不僅可以找回青春和光彩，至於愛情嘛，自然也就來嘍。

其實那個女孩是情傷致病，導致肝氣鬱結，引起食慾不振，形成腹脹。採用拔罐一般 1～3 次即可治癒，適當地配合室外活動，以舒暢情志。

▲怎麼透過中醫自然療法來調理腹脹

首先，患者採取俯臥位，全身放鬆，術者立於床邊，用、揉法等自頸肩、胸腰背、臀、股、小腿按摩至足跟，主要放鬆和溫通足太陽膀胱經。

反覆 3～5 次，再以拇指指腹或手掌根沿脊柱兩側的華佗夾脊穴自上而下順推至腰骶部，或順足太陽膀胱經自

上而下反覆推擦、搓揉，以大椎穴、膈俞穴、肝俞穴、脾俞穴、胃俞穴、氣海俞穴、大腸俞穴、小腸俞穴為重點，直至皮膚紅透發熱、出痧點為度。

以上手法 10 ～ 15 分鐘。

其次，採取刮痧和拔罐療法，可以先刮痧，後拔罐（圖 13、14）。

【方法 1】腹部拔罐療法，如果是情志影響的加拔太衝穴和膻中穴，氣阻於胸必配膻中穴，膻中穴屬於氣海的四海之一；氣有餘而無處宣洩，形成一股邪氣，橫衝直竄，可以點壓太衝而瀉之餘氣。選罐部位是巨闕穴、中脘穴、下脘穴、天樞穴、水道穴、期門穴、章門穴，加之太衝穴或膻中穴。

【方法 2】腹部拔罐療法，如果是運動過少，不僅會

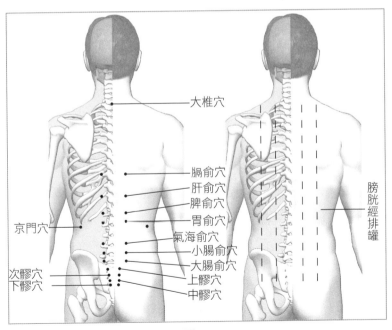

圖 13

健康養生從脊柱開始——中醫自然療法治百病

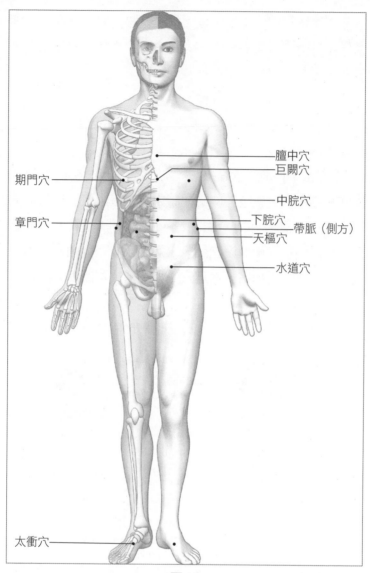

期門穴

章門穴

膻中穴
巨闕穴

中脘穴

下脘穴
天樞穴

帶脈（側方）

水道穴

太衝穴

圖 14

引起腹脹，還會腰上長贅肉，影響體形，**帶脈穴**和**京門穴**
必拔。所謂帶脈，它環繞腰部，可防止長贅肉；食物過於
精細會使蠕動功能減弱，加拔**八髎穴**和**大腸俞穴**，還可
預防便秘。選取穴位是**巨闕穴、中脘穴、下脘穴、天樞**

穴、水道穴、期門穴，帶脈穴、京門穴或八髎穴、小腸
俞穴。

【方法 3】中老年人以及年紀較大的人群和體弱多病
的人，選拔膀胱經排罐達到提高正氣後再在腹部拔罐。

貼心提示

怎樣才能做到少患腹脹或不患腹脹的疾病呢？

　　中醫有「百病由氣所得」之說，首先，要做到
情志舒暢，多做室外運動。上班一族儘量利用各
種空餘時間來做體能運動，如多爬樓梯，少乘電
梯；多騎自行車或步行，少乘機動車；週末多去
郊外活動，有益調節身心健康。在飲食方面應注
意合理的膳食，宜吃清淡食物，忌食油膩類不易
消化的食品。

---

8. 打嗝並非空穴來風

　　呃逆，老百姓稱它為打嗝，相信大多數人都曾有過打
嗝的經歷，也對它比較熟悉，一般人不認為打嗝是病，只
是覺得打嗝時很尷尬，很失態。如果和女朋友吃飯時或者
求職面試時，一個小小的打嗝可能會破壞女友或上司對你
的印象，導致女朋友或工作成為泡影，真是得不償失。

　　其實打嗝是可以立即制止的，我給大家開個偏方，有
方子無須抓藥，不過得有藥引子，藥引子就是請個人幫
忙，叫他使個計策嚇住你，一定要嚇得住，這一嚇呃打嗝
就停止了。此方法只治標但不治本，可偶爾行之，不可常

用，以免驚恐傷腎。

西醫學認為呃逆是膈肌痙攣，是由於某種刺激引起膈神經過度興奮發生痙攣所致。傳統中醫認為是胃氣氣逆上衝所致，胃為水穀之海，化生氣血，生養五臟六腑、五體九竅，因此，中醫認為胃為五臟之本源，人身之根蒂。所以胃腑患疾必然影響全身臟腑、經絡、氣血、津液等，使之功能失調。如胃失通降，胃氣以降為順，胃氣逆上則會形成打嗝。胃失通降有諸多方面，胃氣虛或胃受寒也有可能引起胃失通降，出現打嗝。

胃的受納食物和腐熟水穀的功能減退是胃氣虛的表現，引起胃氣虛的原因較多，久病元氣不復或持久、反覆地飲食失節等損傷胃的消化功能可致胃氣虛。胃氣虛的臨床表現是進食無味，脘腹脹滿，甚至有不思飲食和隱痛等，患者經常出現胃氣上衝，如噯氣、噁心、嘔吐和打嗝等症狀。

引起胃失通降的另一種表現是胃中積寒。寒有外寒、中寒和內寒之分，如果是久病傷陽，陽虛生寒，大多數是內寒，臨床中治療較難的是外寒，外感風寒入胃中，使胃中積寒，如一時貪涼或過食生冷，損傷胃陽都會引起寒氣入胃，大多數為外寒，確切地判斷受寒程度須經臨床診治。除醫生之外，我們要初步地瞭解自身胃中是否有積寒，其實這不難，可以由一些現象看出來，如身體畏縮怕寒怕冷，喜歡進食溫熱食物，進食寒涼則胃不舒服等。

有一位二十出頭的小夥子，自述是因胃病 2 年前做過手術，問能不能用中醫自然療法調理？我當時有點兒不敢相信眼前的這位小夥子的胃為何損傷到非做手術不可，我用懷疑的眼光看了他一眼，他以為我不相信他說的話，於

是敞開衣襟，一條長 20 多公分的疤痕露了出來。

當時是春天，天氣比較溫熱，說完，他拿起一瓶深色飲料灌下肚。我說：「你經常喝這些嗎？」他說：「我從不用杯子喝水，飲料瓶子比較衛生，合口味。」「這些其實不適合你喝，你的胃在手術後很虛，需要喝溫開水或溫和的果汁和肉湯。」我建議說。

他有點兒急躁，說：「我的胃不是喝飲料喝出問題的，是喝酒喝的，當時喝的很多，胃出血很厲害，被送到醫院，醫生說必須做手術。近一年我沒有醉過酒了，和朋友們在一起喝酒時，他們知道我胃開過刀，怕我再出事，也不讓我多喝。」「你的胃用中醫自然療法調理難度很大。」其實他的行為與養生背道而馳。他失望地說：「那我經常打嗝有沒有療法？」說話間他的喉間呃呃連聲，不能自制。我說：「也沒有，因為打嗝和胃出血都是胃部疾病症狀的不同程度表現。」

老百姓常說的這個是大病很嚴重，那個是小病不用管它。在健康面前，疾病是沒有大小的，所謂的大與小是常人對治病的難度而定的，如果癌症吃一顆像感冒藥那樣的藥片即可治癒，而且大小藥房隨處可得，那麼癌症也是芝麻小病。如果患了感冒找不到一個良方去治療，任其發展，感冒也會成為引起死亡的大病，有一則報導，有一位女青年因感冒引起的併發症而導致死亡，這種例子很常見，數不勝數。

因此，中醫養生非常重視防病，稱防病為上工。我們不能把病等來了才去治病，要在防病上下工夫，哪怕是身體的一個小小的信號，也要做出最高程度的重視，因為那是最真實的信號，是身體的一種呼喚。我們不能不聽，既

然知道一個病形成的原因，那麼就要從源頭抓起。亞健康在中醫裏稱為交病。交病的意思是健康與不健康的交界處，是健康與疾病之間的狀態。換言之，跨出一步就會是疾病，收回一步就是健康。

從脊柱病因來看，膈神經由頸椎3、4、5脊神經前支組成，由於頸椎的外傷、退行性改變、慢性損害等，致使頸椎3、4、5的鈎椎關節呈側擺式錯位，導致膈神經受壓迫或刺激，引起膈肌痙攣，那麼就會引起持續性的呃逆。

患者一般是雙側頸部肌肉緊張，頸椎3、4、5橫突向一側偏歪呈側凸，另一側呈凹陷，相應的頸椎棘突側彎、壓痛也明顯。頸部側屈運動受限。

另外第7胸椎小關節紊亂，刺激或壓迫交感神經長期處於興奮或抑制狀態，造成膈肌痙攣或抑制狀態是引起呃逆不止的主要誘發因素之一。

▲怎麼透過中醫自然療法來調理呃逆

首先，患者採取俯臥位，全身放鬆，術者立於床邊，用、揉法等自頸肩、胸腰背、臀、股、小腿按摩至足跟，主要放鬆和溫通足太陽膀胱經。

反覆3～5次，再以拇指指腹或手掌根沿脊柱兩側的華佗夾脊穴自上而下順推至腰骶部，或順足太陽膀胱經自上而下反覆推擦、搓揉，以第3、4、5頸椎及第7胸椎兩側為重點，直至皮膚紅透發熱、出痧點為度。

以上手法10～15分鐘。

其次，採取刮痧和拔罐療法，可以先刮痧，後拔罐（圖15）。

【方法1】腹部拔罐方法，巨闕穴、中脘穴、下脘穴、神闕穴、天樞穴、水道穴，期門穴也是必拔之處（期門穴

較近有呃逆點，**呃逆點位於乳頭之下平第 7 肋間**）。加之背部的膈俞穴。

【**方法 2**】膈俞穴、脾俞穴、胃俞穴、腎俞穴、中脘穴、氣海俞穴和期門穴進行拔罐。

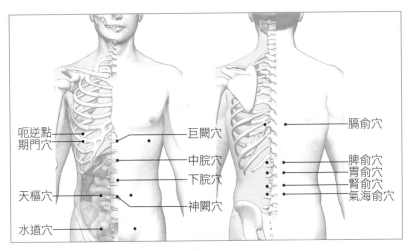

呃逆點
期門穴
巨闕穴
膈俞穴
中脘穴
脾俞穴
胃俞穴
下脘穴
腎俞穴
氣海俞穴
天樞穴
神闕穴
水道穴

圖 15

貼心提示

怎樣才能做到不打嗝和少打嗝呢？

　　平常做到合理飲食，忌暴飲暴食，儘量少食生冷食物。注意衣物保暖，不宜穿過少的衣物或長期處在低溫的工作室，如長期開超低溫空調。保持心情舒暢、知足常樂的健康心態。

---

9. 腹痛可能是病變前的預兆

　　腹痛是腹腔內發生以疼痛為主的疾病，具體位置在胃脘以下和恥骨聯合以上。引起腹痛的因素並非單一，引起

腹痛的疾病也較多，按中醫也可以歸納為兩類，一類是無形的疾病，另一類是有形的疾病。

像本節消化系統所談的胃炎、胃下垂、慢性腸炎、脂肪肝等都屬於有形的疾病，可見有形疾病是指有形的部位發生了器質性的病變而產生的疼痛。那麼無形的疾病指的是什麼呢？無形的疾病本節消化系統也談到了，如腹脹、便秘、呃逆等，這些症狀是屬於無形疾病，無形疾病是由於機體氣機紊亂、氣血運行不暢等引起的腹痛。

不管是有形的疾病還是無形的疾病、這些疾病、有的是由突發的，有的是急性轉為慢性的，有的是由亞健康慢慢演變而來的。總而言之，腹部發生疼痛的因素很多，出現腹部疼痛時，我們一定要把它搞清楚，若是急性發病，要及時地診斷，若是急性發病，建議採用醫療手段，以免延誤病情產生危險。

除此之外，要調理反覆發作的慢性病、病程長久的多發病、久治不癒的疑難病等。在臨床實踐中，中醫強調調理，像口服湯藥、外用中藥、推拿、按摩、針灸和老百姓喜愛的拔罐、艾灸等都屬於中醫的治療方法和手段。

中醫調理以整體觀為重，避免了頭疼治頭、腳痛治腳的弊端，並且治療起來副作用小，特別是中醫養生這一塊，隨著生活水準和文化素質的提高，老百姓的自我保健和自我防護意識提高了。

中醫保健養生在古代是上層人士和富貴一族的養生方法，而當今中國處於前所未有的盛世，養生保健現已在民間、在普通百姓家盛行起來，在社會上掀起熱潮。遵守養生規則，不僅身體強壯了，而且各種慢性病也不知不覺消失了。其實各種慢性病的產生是違背了養生法則，只要稍

稍改變一下生活習慣，調理一下作息，抽出一點時間，多做一份健康投資，就會減少很多疾病的產生。

引起腹痛的臟腑有肝、膽、胰、脾、胃、腎、大小腸、膀胱、子宮等，歸納起來有消化系統的疾病，有生殖系統的疾病，有泌尿系統的疾病。並且是足少陰腎經、足厥陰肝經、足太陰脾經、足少陽膽經、足陽明胃經、衝脈、任脈、帶脈等經脈循行的部位。這些系統的疾病由經脈循行對應的部位採用中醫自然療法時，大多數能取得一定的療效。

在腑臟以腸胃為先，在消化系統中，胃腸尤為重要，在腹部的疼痛中，胃腸病也最為多見。有的人因胃疼得直不起腰來，也有的人由於腸痛得急著找廁所，像這些現象大家也許看到過或者自己也經歷過。可有的人雖然胃疼得直不起腰來，但一會兒症狀緩解了就和正常人一樣；又有的人腸痛得急於找廁所，排便之後，痛感立刻消失。這些疼痛雖然來得突然，但走得也非常快。其實出現疼痛也是一種自我保護反應，如剛吃完飯就外出奔跑，胃裏容易灌涼氣而導致腹痛，這是寒凝氣鬱，導致胃氣痛表現；像肚子疼得急需找廁所，而把大便排出來了，疼痛立即緩解，這是一次排毒過程，是自我防禦能力。

這痛就像路上的紅燈，我們不能因為它出現的是紅燈就說它不好，紅燈也是一種提示，因此，當出現疼痛的時候，別對它產生恐懼，更不要以為這是壞事，應當從正確的角度去瞭解它。

此外，痛經也是婦女常見病之一，痛經疼痛的部位在肚臍眼以下，一般以小腹疼痛多見，痛經是在來月經前後出現，引起痛經的病因很多，未婚女子發生的痛經為原發

性痛經，已婚婦女發生的痛經大多數是生殖器官發生了器質性的病變。中醫認為大多數是寒凝血瘀，導致氣機不暢或氣血雙虧，經脈失養而引發痛經。

中醫有不通則痛之說，一個婦女在月經期偶被大雨淋濕，導致外受風寒，加之內在體虛，寒氣入內，停留於胞脈或宮內，可引起經脈運行受阻，從而導致痛經。

早在兩千多年前的《黃帝內經》中就說過「邪之所客痛之所在也」，意思是痛的部位必然有病邪所在。《黃帝內經》對腹痛也有一定的闡述，主要包括五臟、腸胃、小腸、腸胃之間、脈外、脈中、衝脈、厥陰之脈等諸多部位的疼痛。疼痛的臨床表現錯綜複雜，可發生於腹部的任何部位。雖然腹痛的病因很多，中醫把它大致歸類為外感六淫導致經脈受阻和內傷七情引起氣滯血瘀，或臟腑氣血虧虛使脈絡失養等均可導致腹部疾病的發生。

從脊柱病因來看，胸腰椎的穩定性下降，容易誘發脊椎骨質增生，胸、腰椎生理曲度改變，胸腰椎側彎，椎間隙狹窄及脊椎的錯位，這些病理性的改變會引發局部的炎症、水腫和滲出，就會刺激脊柱周圍軟組織和脊髓，從而影響交感神經及其支配的臟器，導致腹痛的發生；另外脊柱周圍的軟組織痙攣、充血、水腫，也可以直接刺激或壓迫到相關神經根及其分支，引起腹痛的發作。

▲怎麼透過中醫自然療法來調理腹痛

首先，患者採取俯臥位，全身放鬆，術者立於床邊，用、揉法等自頸肩、胸腰背、臀、股、小腿按摩至足跟，主要放鬆和溫通足太陽膀胱經。

反覆 3～5 次，再以拇指指腹或手掌根沿脊柱兩側的華佗夾脊穴自上而下順推至腰骶部，或順足太陽膀胱經自

上而下反覆推擦、搓揉，以胸腰椎兩側為重點，直至皮膚紅透發熱、出痧點為度。

以上手法 10 ～ 15 分鐘。

其次採取刮痧和拔罐療法，可以先刮痧，後拔罐。

拔罐對調理腹痛有一定的療效，採用拔罐來調理腹痛是有序可循的，雖然腹痛的病因錯綜複雜，但可以採用阿是穴拔罐療法，用起來既簡單又方便，什麼是阿是穴呢？「阿」在這裏指的是病灶部位，哪裏有病灶，哪裏就是穴，也可以說，哪裏痛，哪裏就是阿是穴，據說這個阿是穴還是藥王孫思邈發明的。

【方法 1】選取胃部的**中脘穴**，具有提升胃氣的作用；**神闕穴**，具有扶正固本的作用；**大椎穴**，督脈之要穴；加**阿是穴**拔罐。輕度病症 1 ～ 3 次見效（圖 16）。

【方法 2】在病灶部位的經脈循行部位拔罐，腹部的

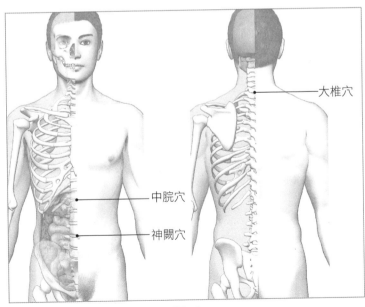

大椎穴

中脘穴

神闕穴

圖 16

經脈循行部位有足三陰、足少陽、足陽明、任衝兩脈和帶脈等，中醫有「寧丟其穴不失其經」之說，在與病灶相關聯的經脈上進行拔罐同樣可以取得很好的效果，況且拔罐的部位是一個區域，而不是一個點。

有些慢性腹痛疾病需長期調理方能收到理想的效果。本節所談到的 7 種疾病分別是胃炎、胃下垂、慢性腸炎、慢性結腸炎、便秘、腹脹、呃逆都屬於腹部疾病，用傳統拔罐療法效果較理想。

對於劇烈腹痛的患者，一定要注意了，特別是伴有面色蒼白、大汗淋漓、四肢厥冷等症狀，要考慮胃穿孔、腹膜炎、宮外孕的可能，應立即就醫治療，不可延誤。

貼心提示

怎樣才能做到減少腹痛或不患腹痛疾病呢？

日常生活要保持愉快的心情，現代人的生活節奏較快，許多人存在精神壓力，減壓也是減少腹痛的有效方法之一。人生活在大自然中，也脫離不開大自然，要順應自然，要與大自然融為一體，生活習慣方面做到夏天注重解暑，冬天注重保暖，春捂秋凍。注意合理的飲食，多看看有關飲食養生方面的資料或書籍，做到既有營養，又不吃過量，擇適合季節、適合自身體質的食物。養生學上有句話是這樣說的，叫藥食同源，因此在飲食方面，不僅要有營養，而且還要吃得健康，有益身體。

三 運動系統疾病

三 運動系統疾病

1. 什麼原因引起頸椎病

有一位剛剛上任的區委幹部，姓何，常年盡職敬業工作，最近頸椎病發病特別厲害，時常隱隱作痛，長期下去，恐怕連工作也不能勝任。他本人自述：有一次騎著自行車回家，聽見後面一位同事在喊何書記，喊了多少遍，但這脖子就是扭不過來和人打個招呼，無奈之下，只好停下自行車來再轉過身子。脖子僵硬，導致活動受限，平常暈暈乎乎的，好像幾晚沒睡覺似的，連開個會議都不行。前幾年當秘書的時候，一上午在電腦前不歇一下，也沒有這麼嚴重，這幾天寫字敲鍵盤手臂都抬不起來，一陣陣發麻，早上起床穿衣服也困難，手臂總抬不上去。

這位何書記自述頸椎病給自己的工作、生活帶來了巨大影響。現在頸椎病是一種常見病，也幾乎是一種職業病，是駕駛員或文秘等工作的易患病。

頸椎病不僅發病率高，發了病給自身帶來的痛苦也是較大的，患了頸椎病的人大多數採用一些推拿按摩手法和適時的休息作為自我保養方法。頸椎病反覆發作，令人痛苦不堪，因頸椎病的病灶部位不僅是頸部而且發病時還會牽連到肩部等部位，因此也被稱為頸肩綜合徵。

西醫學認為頸椎病是頸椎及其周圍軟組織發生病理改變或骨質增生等，導致頸部神經根、頸部脊髓、椎動脈及

交感神經受到壓迫或刺激而引起的一組複雜的症候群，也被稱為頸椎綜合徵。

有的人在此病急性發作時採用牽引的方法來緩解病情，也有的人吃藥來擴張椎動脈血管緩解腦供血不足。治病求本，這些方法是治標，頸椎病可以從根源上去調理，中醫認為，頸椎病屬於骨痹範疇，多因正氣不足，氣血虛弱，外邪風寒濕邪乘虛侵入，致使經絡瘀滯、經脈痹阻引發此病。

什麼是痹證？古人在《素問‧痹論》中早已記載：「風寒濕三氣雜至，合而為痹也。」原來風寒濕可以單獨致病，還可以雜合傷人形成疾病。《黃帝內經》稱風、寒、濕、火、暑、燥等六種氣為六氣，是自然界六種不同的氣候變化。六氣是萬物生長的條件，對於人體是無害的，六氣也是人體生命生存的必要條件，但是，如果六氣過則是邪，因此被稱為「六淫」或「六邪」。

六邪是由六種氣變化而成的，六氣逢人體正氣不足時才能成為致病因素使人發病，《黃帝內經》有正氣存內邪不可干之說，正氣不足時，外在的風寒濕邪乘虛而入，形成痹證。故有《素問‧至真要大論》說：「夫百病之生也，皆生於風寒濕火暑燥，以之化之變也。」因此，頸椎病是由風寒濕外邪合痹而成的。

有的人患了頸椎病不去排出頸部的風寒濕邪，而只採用牽引的方法拉開頸椎，使被壓迫的神經、腦動脈和經脈等得以緩解，當停止拉力的時候，頸椎重新壓迫椎動脈血管、神經和經脈，導致腦供血不足等一系列症狀重新出現。還有的人長期吃擴張血管的藥物，當服用藥物時，血管被擴張，血液能夠順利地供應給大腦；當停服藥物的時

候，血管不再擴張，被壓迫的腦動脈血管不能順利地給大腦供足血液，而且長期服用擴張血管的藥物會給人體帶來副作用，因此只能暫時性使用。

為什麼文秘或駕駛員等會出現職業性的頸椎病呢？因為此類工作頸部長期處於一種姿勢，頸部的肌肉得不到充分的運動，容易出現勞損，久而久之，頸部血液循環不佳，就導致局部氣血虛，正氣不足，邪氣乘虛而入。中醫認為風寒濕邪三氣合而為痺，風邪為六邪之首，寒濕邪多依附於風而侵犯頸部，故而得名風寒或風濕等，所以風邪常為外邪致病的先導；濕邪本性具有黏滯，黏是黏膩、滯是停滯的意思，濕邪侵體會導致肌肉沾黏，出現僵硬的感覺；寒可凝結致血瘀，寒凝血瘀會阻滯不通，寒則不通則傷陽，人身氣血津液不能運行不息，通暢無阻，不通則痛。

臨床發現，頸椎病多發生於 40 歲以上的中老年人，發生發展較緩慢，剛剛開始時一般是肩部不適或疼痛，頸項的神經根受壓迫會出現頸肩綜合徵的疼痛現象。頸椎共有 7 節椎體，頸椎病好發於第 4 ～ 7 椎，第 5 頸椎以下如果受壓迫時，其實是壓迫了手太陽小腸經和手少陽三焦經，會導致手臂一側麻木，形成頸肩綜合的症狀了。

若椎動脈受壓迫時，導致腦供血不足，常常會出現眩暈、頭痛、頭暈等症狀，頭部轉動時會更加嚴重。脊髓神經受到壓迫時，時常會出現活動不便的現象，如四肢麻木、酸軟無力、肩頸部發抖等。交感神經受壓迫時，會出現偏頭痛、胸悶、心慌、四肢發涼、嘔吐等症狀。也有的人會出現像患者何先生那樣的症狀。

另一位患者是位老太太，姓張，身高體胖，言行舉止

很豪爽，她本人自述：

「我這頸椎病發作的時候家裏的人不讓我單獨出門，因為有一次獨自在大馬路上行走，從馬路右邊走到馬路左邊，眼看路是斜的，其實是自己走的路是斜了，走了多長時間穿過馬路也不知道，因此家裏人非常擔心，不讓我單獨出門，包括上菜市場買菜，現在在家躺在床上休息或者看電視解悶。這頸椎病發作一次比一次嚴重，這次發作吐的厲害，一個星期也沒有吃頓正餐。」

我對她說中醫的刮痧、拔罐、推拿療法治療頸椎病非常有效，你不妨試試，快的話一次就會感覺輕鬆許多。

大椎穴、身柱穴、神道穴和命門穴；配以**肩中俞穴、肩外俞穴、天髎穴、肩井穴**，對臂不能舉、肩背痛、酸痛、冷痛、頸項痛有很好的作用；鎖骨下的**雲門穴和中府穴**可治肩背痛（圖 17）。

她在這些部位刮痧，拔罐後，感覺輕鬆了好多。又繼續調理了一週，嘔吐症狀全部消失。一個療程後，各種症狀全部消失。由拔罐排出體內的風寒濕邪，刮痧疏通經脈的瘀阻，達到經絡運行通暢、氣血運行無阻的功效，這就是「氣血通百病除，通則不痛」的道理。

從脊柱病因來看，由於頸部長期勞損，頸椎椎間隙狹窄、脊椎的錯位，這些病理性的改變會引發局部的炎症、水腫和滲出，就會刺激頸椎周圍軟組織和脊髓以及頸椎周圍軟組織發生病理性改變，如軟組織痙攣、充血、水腫等導致頸部神經根、頸部脊髓、椎動脈及交感神經受壓迫或刺激而引起一組複雜的綜合徵。

▲怎麼透過中醫自然療法來調理頸椎病

此病與椎體關節錯位有很大的關係，因此糾正錯位的

椎關節可以有效地改善患者的症狀。椎動脈型的患者治療較明顯。脊髓型的患者有一定的難度。對於骨質增生或突出的頸椎間盤明顯壓迫脊髓，手法的整復可能會使脊髓受到損傷，因此，切忌在頸部實行整復手法。脊髓細胞受損纖維變性者很難恢復。

首先，患者採取俯臥位，全身放鬆，術者立於床邊，用、揉法等自頸肩、胸腰背、臀、股、小腿按摩至足跟，主要放鬆和溫通足太陽膀胱經。

反覆 3 ～ 5 次，再以拇指指腹或手掌根沿脊柱兩側的華佗夾脊穴自上而下順推至腰骶部，或順足太陽膀胱經自上而下反覆推擦、搓揉，以頸椎、上段胸椎兩側為重點，直至皮膚紅透發熱、出痧點為度。

以上手法 10 ～ 15 分鐘。

其次，頸椎間斷拔伸復位法是治療頸椎錯位安全有效的方法。先判斷頸椎是否有錯位，讓患者正坐，兩眼正視，然後操作者位於其左側，用左手按住患者的前額使其頭部保持正中位，用右手逐節觸摸第 2 頸椎橫突和第 3 ～ 7 頸椎關節突，比較是否對稱。如果有一側突起，表明關節頸椎棘突向對側錯位。此時，操作者一手托下巴，另一隻手托住枕部，雙手同時均勻用力，用 10 秒的時間將患者的頭平穩地緩緩托起，然後以 5 秒的時間緩緩放鬆。如此重複 5 ～ 8 次，複查錯位部分是否糾正。必要時，可以在拔伸的過程中用拇指輕揉地將隆突的頸椎關節向前推動使之復位。

第三，採取刮痧和拔罐療法，可以先刮痧，後拔罐。從上至下由風府穴至身柱穴進行刮拭，再由風池穴至肩井穴進行刮拭，重點刮拭肩井穴的部位；在刮拭的過程中，

對於疼痛、結節、條索狀及肌肉僵硬緊張的部位應重點刮拭。刮痧後再選取**大椎穴、身柱穴、神道穴、天髎穴、肩中俞穴、肩外俞穴、肩井穴、命門穴、脾俞穴、肝俞穴、胃俞穴**進行拔罐（圖 17）。氣血凝滯、經脈瘀塞、腎精不足、骨失其養，是形成骨質增生的重要原因。命門穴是腎之要穴，具有固精益腎之功效。

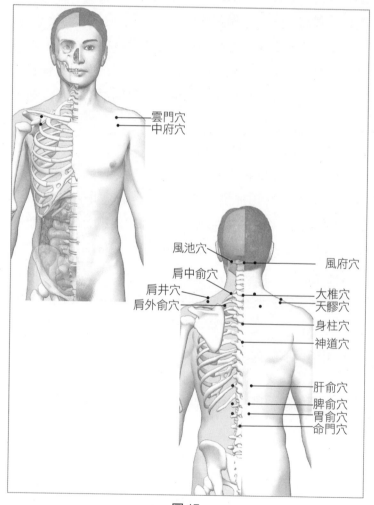

雲門穴
中府穴

風池穴
肩中俞穴
肩井穴
肩外俞穴

風府穴
大椎穴
天髎穴
身柱穴
神道穴

肝俞穴
脾俞穴
胃俞穴
命門穴

圖 17

貼心提示

怎樣才能做到少患頸椎病或不得頸椎病呢？

本病多發於 40 歲以上的中老年人，隨著電腦的普及，此病的發病越來越低齡化。輕微外傷和受風著涼可成為發病誘因，好發部位為頸 3～7 椎間隙，可發於一側或兩側。

患有頸椎病的人要注意頸椎保暖，以免頸部遇寒，寒凝血瘀，寒主收斂，會導致血管更加收縮，引起病情加重。工作忙碌時，每半小時做一次頸部按摩。急性發病時，配合局部熱敷。多參加體育鍛鍊，增強體質，做到正氣存內，外邪不能侵犯。

2. 中醫認為有寒故痛也，肩關節痛也不例外

肩周炎是中老年人的常見病，多發於 50 歲左右的人群，因此有五十肩之說。肩周炎早期僅以疼痛為主或僅有輕微疼痛，隨疼痛逐漸加重，活動也逐漸受限，隨著時間的延長，病症也有所嚴重，導致外旋活動受限並且逐漸加重，最後形成凍結狀態，所以也有人稱它為凍結肩。形成肩周炎的原因大多數是肩部受寒、受涼引起寒凝血瘀，瘀阻不通，不通則痛，因此也被稱為漏肩風。

肩周炎是指肩關節及其周圍軟組織退行性改變所引起的一種慢性無菌性炎症，以肩關節疼痛為主，嚴重時會出現功能障礙和肌肉萎縮等現象。由於外感風寒濕邪的程度不同，其臨床表現也不盡一致。《靈樞‧經脈篇》記

載：「氣盛有餘，則肩背痛，風寒汗出中風，氣虛則肩背寒。」指的是外感風邪侵入，導致手太陽膀胱經經脈不通，或者是肝腎虛弱，不能濡養經脈，也有可能是外傷勞損導致足太陽膀胱經經氣受阻，從而產生疼痛，歸納起來主要原因是虛、瘀，外邪侵襲。按中醫講，肩周炎主要是足太陽膀胱經經氣運行不暢，內部正氣不足，外邪侵入經絡，導致經絡受阻，加劇疼痛。

患肩周炎與生活習慣有密切的關係，有的人床位靠近窗戶，按古人講不僅不安全，而且容易患頭疾，因為充分睡眠時，機體免疫力處在最低狀態，外在風寒容易侵襲入體，長期下去，會出現頭痛，靠近窗戶那邊的肩部也會慢慢出現問題。

現代很多家庭的臥室安裝空調以解暑或取暖，但是，有的人使用不當，也會引起空調病。我見過一位年輕的駕駛員，他的體質陰陽明顯失衡，將來容易發展為中風。他也時常感覺力不從心，不比 5 年前的精力充沛，按年齡講才 30 歲出頭，應該是精力很旺盛的時期。

為了證明他的體質失衡，我取一罐在他的大椎穴拔了 20 分鐘取下。發現罐口內皮膚左邊白色，右邊紫黑色，以督脈為界一分為兩種顏色。

按拔罐的顏色分析，罐口白色觸之冰涼，可診斷為體內有寒，罐口紫黑色可以診斷為氣滯血瘀，氣血不通。看得出受寒不均，一側嚴重受寒，道出原因可能是平常睡覺擔心妻子和女兒受涼，於是自個兒睡靠近空調的一側，他的體質下降和左側患肩周炎與空調有關係。

另一個是一位老人的說起小時候患肩周炎的厲害性。老人小時候，冬天氣溫較冷，那時母親去河邊洗衣服經常

帶把鋤頭，用來敲打河面的冰塊，那時候一到冬天，河就被冰雪封住，透過被打破的冰塊，河底的魚兒游來吸氧。有次看著魚兒他心裏癢癢的，脫去棉襖，伸出手來，向冰窟窿裏抓去，當時抓魚雖然收穫不小，但從那之後，他的兩隻手臂像癱瘓了似的，使不出半點兒力氣，當時村裏的祖奶奶看見他的模樣，趕緊取出火罐拔罐，罐口的寒氣如冰，施行數次拔罐，才消除了病根，幾十年也沒犯過。

在社區的廣場上，早上可以看見很多老年人在鍛鍊身體，有的在舞扇子，有的在打太極拳，有的在散步等，總之各有所樂，可是在一個不起眼的角落，我看到有幾個老人既不舞扇也不唱歌，而是圍在樹旁站著，一隻手做出爬樹的姿勢，這是在鍛鍊已被沾黏的肩部肌肉，原來他們患有不同程度的肩周炎，放眼望去同，整個廣場這樣的人還不在少數。

《黃帝內經》對疼痛病因的認識偏重於寒邪，在其中列舉的 13 條疼痛中，只有 1 條是熱邪引起的，有 12 條是由寒邪所致，因此寒邪是引起疼痛最常見的原因。《素問・痹論》說：「痛者，寒氣多也，有寒故痛也。」寒邪侵襲，最易致痛，因寒性凝滯收斂，易致經脈閉阻，氣血不通，「不通則痛」。疼痛是寒邪致病最大的特點之一。寒邪引發疼痛性疾病的特點是疼痛劇烈，部位較固定，得溫則減，可發於身體各部分。

氣血不暢，「不通則通」，不通是導致疼痛的根本原因，是各種疼痛的病理變化基礎，所有的致病因素都是因為引發機體經脈「不通」的病理變化而導致疼痛。寒夾風濕侵襲肌肉關節，致關節疼痛劇烈，固定不移，像肩周炎這樣的疼痛也屬於寒痹或痛痹範疇。

中醫拔罐具有祛風散寒、舒筋通絡、活血化瘀、拔出體內風寒濕邪，達到通絡止痛的目的。肩部受風寒者，感覺串痛，畏風怕冷，復感風寒之邪時則疼痛增劇，得溫則痛減；肩部出現氣血瘀滯的症狀，感覺疼痛或者腫脹，夜間痛感加重，疼點固定不移，肩關節活動受限；肩部出現氣血虧虛的症狀，感覺酸痛，勞累時痛感加劇，偏氣虛者四肢無力，肩關節活動受限或伴肩部肌肉萎縮。

從脊柱病因來看，當肩部受寒涼、外傷，長期有不正確的姿勢時，頸椎和肩周的平衡就會被破壞，使肩關節及其周圍的軟組織出現功能障礙，進而引起肩周的活動受限。

▲怎樣透過中醫自然療法來調整肩周炎

自上而下取**風府穴、肩井穴、肩髃穴、臂臑穴**進行點揉、按摩，尤以肩周的疼痛點為重點，所產生的酸麻脹痛以患者能承受為好。

每次 3～5 分鐘。接著可以在上述部位進行刮痧，刮拭應先輕後重，循序漸進，刮拭到皮膚起痧，即肩周皮膚出現粒狀、片狀潮紅、紫色痧斑點即可。在痧斑點最嚴重的部位可刺血拔罐，效果更好。當然這些方法應因病、因人而異，靈活應用。

拔罐治療肩周炎是最佳的治療方案。一般情況一次拔罐，患者本人自感病情減輕，待拔罐多次，病情逐減，持之以恆，即可治癒此病。選拔部位如下（圖 18）。

【方法 1】天髎穴、秉風穴、風門穴、肩井穴，大腸經的肩髃穴和三焦經的肩髎穴主治肩背疼痛、臂痛、肩重不舉，上肢麻痹癱瘓，具有疏經利節、散風祛濕等功效。

【方法 2】因氣血虧虛，具有酸痛的症狀不僅須吸拔

肩周部位的穴位，也需加拔後**肺俞穴**、**腎俞穴**、**脾俞穴**等。

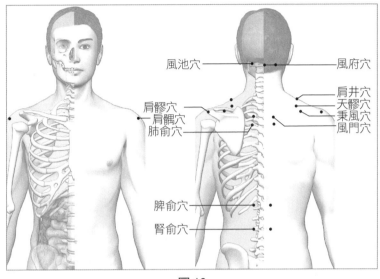

風池穴 —— 風府穴

肩髎穴 —— 肩井穴
肩髃穴 —— 天髎穴
肺俞穴 —— 秉風穴
—— 風門穴

脾俞穴
腎俞穴

圖18

貼心提示

怎樣才能做到減輕肩周炎的症狀或不患肩周炎呢？

注意肩部保暖，儘量穿合時節的衣服。增強體質，多參加體能鍛鍊，並且做適合自己年齡段的活動。患有肩周炎的人儘快調理，以免病情逐漸加重，在治療過程中，也可間斷性地刮痧、拔罐，以排除肩部的寒氣，作為防護和保健，以免再次發作。

3. 偶然一次落枕，巧與中醫結緣

患有落枕大多數是睡眠時頭部位置擺放不當而造成的，如枕頭過高或過低、過軟或過硬等都會導致頸部長時間處於過度伸展或緊張狀態，引起頸部肌肉損傷或者痙攣。落枕屬於急性病，有的人睡前頸部舒展自如，睡個覺起來後脖子就動彈不得，酸脹疼痛，轉動受限。落枕不算什麼大病，一般不治自癒，輕者 1 ～ 2 天症狀就消失了，重者 1 週以上症狀基本消失。

有的人落枕偶爾發作 1 次，大多數是因睡眠時頸項擺放不當引起的。但有的人落枕發作較頻繁，有可能是外在的風寒濕邪侵襲頸部，引起頸部肌肉氣血凝滯，導致經脈痹阻不通。

一位熱衷於中醫自然療法的魏老太太，一早起來看見兒子脖子僵直，皺著眉頭，很不舒服的樣子。老太太看得出，可能是落枕了。兒媳婦建議貼上膏藥，可是兒子不願意貼，脖子上貼張膏藥多難看呀，單位裏經常安排他接待來賓，這不是有損形象，影響大局嘛。老太太的兒子寧願難受也不肯貼膏藥。

老太太一看這事好辦呀，家裏有現成的拔罐器，她本人也用拔罐治好了多年的風濕、偏頭痛和腰痛呢，一個小小的落枕肯定不在話下，可是兒子不贊成媽媽的做法。因為老太太家中對醫學信仰出現了兩派，老爺子是外科醫生，醫學精湛，在外科手術臺上幾十年，從沒失誤過，救死扶傷不計其數，號稱外科一把刀。

顯然老爺子的醫學權威性在家裏也是響噹噹，影響力大，受老爺子的影響，家庭成員大多數是西醫派，中醫派

只有老太太一個。

　　老爺子看著娘倆辯論著，自個兒暗自高興，其實老爺子也懂中醫，知道中西醫本是戰友，各有所長，目標只有一個，救死扶傷，為人民健康服務。在當前局勢下，老太太成了中醫代表，相信中醫就是相信老太太了，老爺子卻成了西醫代表，老爺爺不願意滅自己權威助他人威風，受大男子主義驅使，老爺子思量再三始終沒有表態。

　　兒子忍著痛苦工作了一天，老太太看在眼裏疼在心裏，明知拔罐對兒子的落枕有幫助，而且見效很快，兒子就是不讓拔，這下可把老太太急得直轉圈子。老太太是小學教師，平易近人，但這與醫學搭不上邊呀，一點兒醫學權威也沒有，關鍵是得不到老爺子的擁護。第二天一大早，老太太像個頑皮的孩子跑到兒子的房間，笑嘻嘻地對兒子說，媽給你試試，就上 3 個罐子，這種是新式罐，一點兒也不痛的。兒子看媽像個推銷員似的，為了讓媽開心開心，配合媽媽拔了 1 罐，頓感隱痛消失，3 個罐全拔上去，感覺脖子裏有涼絲絲的氣往外抽，舒服極了。媽媽看到兒子臉上的痛苦消失了，感覺自己像個白衣天使。

　　晚上回來，兒子主動找媽媽拔罐，小小的落枕被拔得乾乾淨淨，脖子活動自如了。兒子從此也重新認識了拔罐，瞭解了中醫自然療法的神奇功效，在老太太的指導下治好了頸椎病、肩周炎和多年的膝關節炎。其實老爺子也一直悄悄地用拔罐來調理多年的低血壓呢。背部排罐具有雙向調節血壓的功效，血壓正常了，低血壓引起的腦供血不足也消失了，頭不昏，手臂有勁，這次柔力球比賽還獲得了第一名呢。老太太也非常有成就感，引領中醫進家門，也等於引領了一份健康，引領了一家福分。

其實拔罐不僅能治好小小的落枕，對於其他小毛病也不在話下，如被蚊子叮了，用起來也是效果極快的，腿被蚊子咬了一口，癢癢的，用一個口徑小一些的罐，拔上個三五分鐘，取下罐，蚊子咬的紅腫和痛癢感立即消失，真是方便快捷。

拔罐不僅能治療蚊叮蟲咬，而且對治療扭傷效果也不錯，扭傷 24 小時之後在扭傷部位拔上幾罐，可起到活血通絡的作用，是非常有奇效的，在武術館，罐也是必不可少的保健器材。

若因碎瓦小磚等砸傷產生內瘀，如果不及時治療，體內的瘀血不去新血不生，久而久之，老傷會引發新病。可以施用拔罐在受傷 24 小時之後連續拔上幾天，見內在的瘀血被拔出皮表，漸漸地消散，氣血暢通，基本就可以治癒了。

從脊柱病因來看，落枕是睡眠時頭部位置擺放不當而造成的，如枕頭過高或過低、過軟或過硬等都會導致頸部一側的肌肉長時間處於過度伸展或緊張狀態，引起頸部的胸鎖乳突肌、斜方肌、肩胛提肌損傷或者痙攣。少數人因頸部突然扭轉或肩扛重物較久，引起肌肉的痙攣性疼痛。

▲怎樣透過中醫自然療法來調整落枕

患者採取俯臥位，解除腰帶，全身放鬆，術者立於床邊，用、揉法等自頸肩、胸腰背、臀、股、小腿按摩至足跟，主要放鬆和溫通足太陽膀胱經。

反覆 3～5 次，再以拇指指腹或手掌根沿脊柱兩側的華佗夾脊穴自上而下順推至腰骶部，或順足太陽膀胱經自上而下反覆推擦、搓揉，以頸椎、上段胸椎兩側及肩胛骨周圍軟組織為重點，直至皮膚紅透發熱、出痧點為度。

以上手法 10 ～ 15 分鐘。

透過上面的治療，患者的症狀基本上會緩解，再配合一下刮痧、拔罐就更好了。經常在頸肩周圍刮痧、拔罐及推拿按摩，可有效防治頸椎病和落枕。一般是先推拿放鬆，接著適宜地刮痧，最後拔一下罐。

【**方法 1**】因睡眠頭部擺放不當引起的落枕，在頸項部疼痛部位拔罐，也稱為**阿是穴拔罐**。

【**方法 2**】因風寒侵襲的病因，採用**大椎穴、肩中俞穴、秉風穴、肩井穴**加之**阿是穴**拔罐（圖 19）。

【**方法 3**】其他的小毛病基本上是哪兒痛在哪兒拔罐。

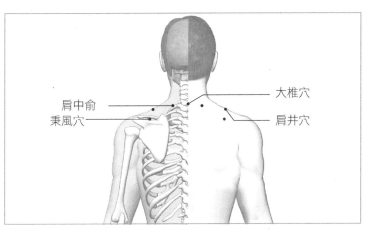

圖 19

貼 心 提 示

怎樣才能做到少患落枕或不患落枕呢？

睡眠時用適宜的枕頭，平常應注意頸部保暖。

4. 寒足有可能引發膝關節痛

膝關節痛也是一種常見多發病，發病人群有年輕人、中年人和老年人，因發病的年齡段不同，形成病因也有所不同。中醫學認為膝關節疼痛主要是因風寒濕邪侵襲膝關節部位引起的，傳統中醫治病幾千年，本著以治病求本，從整體觀念出發，求本也可以說是找出形成疾病的根本原因。

從生活習慣上講，形成膝關節病的原因有多種，隨著年齡段的不同，引起發病的原因也有所不同。如年輕人引起發病的因素多為生活無規律或生活習慣不合理而導致的，有的年輕人患上膝關節炎是長期騎摩托車引起的；也有的人從事水產業，經常下水抓魚，不僅患了膝關節炎，而且將來易患老寒腿。可見很多工作的特殊性會引起年輕人患膝關節炎，這些年輕人的發病大多數是局部性的，可以及時局部治療達到理想的效果，如不及時治療，有可能形成慢性的膝關節炎。

記得有一部影片中有這樣一段感人的情景，一位年輕的軍人在洪水中搶救群眾的財產，村莊的鄉親端著一碗熱氣騰騰的生薑湯等待搶險歸來的士兵。影片中的情節感人肺腑，也正說明了防病重於治病，防患於未然，治病更要及時。如果患有膝關節疾病不及時治療，會形成慢性疾病，病情時常發作，隨著年齡的增長，病情日益加重，從病理上說，有可能向更深一步發展，治病的難度進一步加大。

中年人膝關節痛大多數是患有慢性膝關節炎而引起的疼痛，患有慢性膝關節炎的中年人有的是因年輕時患膝關節炎沒有得到及時的治療或治療不徹底從而留下的病根，

也有的人是在長期生活或工作環境中慢慢形成的，如長期居住在地下室或潮濕的臥室，或者長期在地下陰暗的地方工作，這些與生活和工作環境密切相關，為此要做到及時地保暖和調整居住環境，以減少患膝關節炎等疾病的可能。但現在也有很多人生活條件和工作環境本不差，也同樣患有不同程度的膝關節炎，這類人群大多生活習慣不合理。如辦公室的空調排放的冷氣正對著自己的腿部，導致膝腿部受寒受涼，長期血液循環得不到改善，久而久之，出現慢性膝關節炎；也有的女性冬天和春天早早穿上超短裙，真是美麗「凍人」，愛美之心人人有之，本不為過，追求美麗時尚，應以健康為本，失去健康何來美麗？

中醫養生有春捂秋凍之說，不合時宜的穿著也會誘發低齡人患上膝關節炎。中醫學養生講究天人合一，生活不懂得節制，不僅有患膝關節炎的可能，而且患區病灶長期得不到排除，病情可能向更深一步發展，形成膝關節積液、積水等更嚴重的現象，關節腔內的積水使關節明顯腫大，腫脹的膝關節比正常的關節明顯粗大得多，給關節活動帶來限制與不便。因此生活不合理等因素都會引起膝關節疾病或膝關節不同程度的病理反應，如膝關節腫大、風濕性關節炎和骨質增生等。因此，做到養成合理的生活習慣是追求生活品質不可缺少的一部分。

老年人是膝關節炎的高發人群，而且老年人患關節炎有很難治癒的趨勢，有的老年人甚至失去治癒信心，放棄了治療，認為人老了就這樣了，這裏痛那裏酸是正常的。有的老年人認為自己就像一張用破的舊桌子，總會在這裏或那裏出現問題，問題多了也就習以為常了。其實老年人有這種心理的原因是因為多種治療手段仍失敗形成的一種

心理現象。這種想法其實是不正確的，老年人也同樣有追求生活品質的權利，老年人不能輕易棄權，《黃帝內經》對健康有明確的標準，人活百歲無疾而終，是我們追求健康的理想目標。

其實導致老年人膝關節炎的生活環境與年輕人有所不同，當今這代老年人當年生活條件不好，很多人解決不了溫飽問題。有的老人說，他們年輕的時候，在寒冷的冬天，每天穿著草鞋去池塘邊挑水回來飲用。

一位居住在上海的老夫婦說起當年在上海，條件艱苦，寒冷的冬天只有一雙鞋穿，老婦人現患有多年的膝關節炎和膝關節增生，真是苦不堪言。

再看看現在的條件，大多數人的鞋子按季節、款式分門別類，輪換著穿。像這對老夫婦，在幾十年前就埋下了疾病的種子，今日得病只是由量變達到質變的一個結果。因此他們的膝關節患病，不僅是膝關節炎，大多數患有膝關節增生，甚至有的老年人膝關節出現明顯的變形，給走路和生活帶來相當的不便。

為什麼老年人患有膝關節炎的同時，其中的大多數人身體還出現疼痛的症狀呢？有的老年人的頸椎或腰椎有不同程度的骨質增生，有的有不同程度的骨質疏鬆，有的甚至各個關節疼痛變形而且疼痛游走不定。

中醫認為，寒從足起，但足聚寒積多，寒從腳下上竄於腿部，形成寒凝血瘀，瘀阻不通，形成痹證，不通則痛。雖然膝關節疾病是局部性疾病，可以直接受寒受涼，也可能足部積寒聚多，上竄於腿部，導致血液循環不暢，經脈不通，氣血受阻，行痹於膝關節部位，形成膝關節疾病，因此出現膝關節炎等疾病或出現膝關節疼痛症狀。所

以，足腿部的保暖很重要，一個人手腳都暖和了，身上一定不會冷。

《黃帝內經》說人體有十二正經，俗稱十二經脈，人體的十二條經脈腿上分佈有六條，足三陰和足三陽各三條，每一經脈分別屬於一個臟或一個腑，因此腿上分佈的六條經脈分別有三陰經（脾經、肝經、腎經）、三陽經（胃經、膽經、膀胱經），一臟一腑與一陰一陽相對應，分別與分佈在腿部的內外側三條對應。因此腿部長期受寒、受涼不僅會引起膝關節的疾病，而且腿部分佈的經脈及對應的臟腑都會出現氣血不通，形成各種不同程度的病理反應。

中醫認為，寒為陰邪，極易傷陽氣，陽氣受損，失其正常的溫煦氣化作用，則可出現陽氣衰退的寒證。如果腿部風寒之邪沿著足太陰脾經或足陽明胃經上竄，直中脾胃，脾陽會受損，便可見脘腹冷痛、嘔吐等症狀，胃氣明顯下降，胃氣乃後天之本，長久下去會導致機體機能下降，體質衰退。中醫認為正氣存內，邪不可干，可見正氣不足時各種疾病都有可能發生。

寒氣本身具有阻滯不通之性，人身氣血津液之所以能運行不息，通暢無阻，全賴一身陽和之氣的溫煦推動作用。一旦陰寒邪氣偏盛，陽氣必受損。

《素問·舉痛論》所說：「寒氣入經而稽遲、泣而不行。」意思是說經脈氣血為寒邪所凝閉阻滯。因此足腿部受寒不僅會引起腿部氣血凝滯，形成膝關節疾病，而且足腿部的其他經脈及對應的臟腑也會受到寒氣的侵襲，引起一系列的寒證疾病，如肩周炎、頸椎病、落枕、腰肌勞損、風濕等全身性的疾病。

　　中老年人膝關節疾病與其他骨關節疾病同時出現時，最好不要單一地治療膝關節的疾病，即使治好了，也容易復發，很多人誤認為膝關節病是慢性病，根本治不好，也治不徹底，其實是有一部分老年人的膝關節疾病治好了，但又復發。中醫講究治病求本，如果不從根本上去找形成疾病的原因，即使治好了，也會復發。

　　有一位身患重病的老太太尋遍了各家醫師，吃了不少藥，但自己的病始終不見好，老太太求醫無門，有一天找來一位風水先生看風水，她告訴風水先生她全身上下疼痛，下午和夜裏更為嚴重，雙膝關節疼得厲害，有時疼痛到處游走，求風水先生指點迷津，早日治好她的病。風水先生看其宅大門朝北，宅南緊靠山腳，風水先生叫她遷移到山南面居住，大門朝南開，再配合治療，病便會治癒。老太太照法行事，病況果真漸漸地好轉。

　　風水先生只會看風水，不會看病，為什麼這個風水先生看對了老太太的病呢？其實風水先生只是看出了她的家宅居住環境不利於健康，這正符合了中醫養生的法則，天人合一，從整體觀念出發。

　　其實老太太患的是游走性風濕病，老太太住宅環境陰冷潮濕，容易誘發風濕病及風濕性關節炎，即便治好了也有可能復發，如果單一治療膝關節疼痛是很難治癒的，因為沒有從根本上得到治療和調整。

　　從脊柱病因來看，膝關節痛除了由膝關節本身病損造成之外，還可與腰椎和骨盆移位有關。由於腰部、臀部、大腿及小腿的肌肉痙攣、緊張的牽拉，會導致腰椎、骨盆發生移位。

　　由於腰椎、骨盆發生移位，會使相應的神經受壓迫或

刺激，神經支配的肌肉群就會痙攣或攣縮。肌肉痙攣或攣縮的結果可引起膝關節內外平衡失調，關節部位就會出現充血、滲出、水腫、積液等。因此，腰椎及骨盆錯位沒有糾正復位的話，膝關節疼痛就會反覆，經久難癒。

▲怎樣透過中醫自然療法來調理膝關節疼痛

患者採取俯臥位，解除腰帶，全身放鬆，術者立於床邊，用、揉法等自頸肩、胸腰背、臀、股、小腿按摩至足跟，主要放鬆和溫通足太陽膀胱經。

反覆 3 ～ 5 次，再以拇指指腹或手掌根沿脊柱兩側的華佗夾脊穴自上而下順推至腰骶部，或順足太陽膀胱經自上而下反覆推擦、搓揉，以腰部、臀部、大腿及小腿為重點，直至皮膚紅透發熱、出痧點為度。

以上手法 10 ～ 15 分鐘。

透過上面的放鬆調理後，再配合一下刮痧、拔罐就更好了。刮痧拔罐的部位以腰部、臀部、大腿、小腿及膝關節周圍為重點。

傳說醫聖華佗曾用竹製火罐為江南一帶的農夫治療過膝關節疼痛，療效神奇，由此而在民間廣為流傳，成為中醫學的重要組成部分。拔罐具有溫經散寒和祛風除濕的功效，可以哪兒痛拔哪兒，也可以沿著腿部足三陰經和足三陽經選擇性地排罐，達到疏經通絡等功效。拔罐治療膝關節炎一般一次見效，這樣的病例舉不勝舉，有的走路或上下樓梯時疼得厲害者，施行拔罐數次，療效非常明顯。

【方法1】阿是穴拔罐療法，也就是哪兒痛在哪兒拔，既實用又方便，一學即會，一用就靈。適合於局部發病、病程較短的病患，如年輕人。

【方法2】腿部沿經排罐療法，可以在腿部外側的膽

經或內外對應的脾經和胃經排罐，達到祛寒濕和健脾胃的功效，同時配拔膝部患區和內外膝眼。此法適合於長期受寒受涼的患者。

【**方法 3**】背部膀胱經上排罐，另外選取**委中穴**，內外膝眼、三陰交穴、陰陵泉穴、血海穴等進行拔罐（圖20），此法較適合中老年人或病程長的病患，持之以恆，定能取得一定的療效。

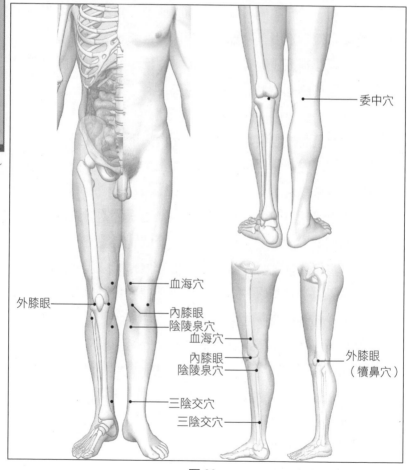

委中穴

血海穴

外膝眼

內膝眼
陰陵泉穴

血海穴

內膝眼
陰陵泉穴

外膝眼
（犢鼻穴）

三陰交穴

三陰交穴

圖20

> ### 貼心提示
>
> **怎樣才能做到少患膝關節病或不患膝關節病呢？**
>
> 日常生活中，膝關節疼痛多遇熱則減，中醫認為膝關節痛大多屬於痹證，防寒保暖是最基本的。患有膝關節病要及時治療，以免延誤病情，引起實質的病變。平時加強鍛鍊，增強體質，增強適應不同環境的能力。

5. 怎樣辨別腰肌勞損是腎陰虛還是腎陽虛

腰肌勞損引起的疼痛主要是在腰部，有的人是內傷引起的，也有的人是外傷引起的。引起腰肌勞損的病因從中醫學上講有勞傷積損型、風寒濕型、肝腎虧虛型和氣滯血瘀型，腰肌勞損有內傷和外寒虛實之分。生活中腰部常發病症有腰肌勞損和腰椎間盤突出症，很多人對腰肌勞損與腰椎間盤突出症辨別不清，其實腰肌勞損和腰椎間盤突出症由疼痛部位可以初步辨別區分。

腰椎間盤突出症的患者，多數自感腿部有放射性的疼痛，主要是坐骨神經受無菌性炎症刺激所致，疼痛部位有環跳穴、委中穴，有的病情嚴重者疼痛會一條線似的放射至腿腳部。而患有腰肌勞損的大多數患者會感到腰部有酸脹疼痛。大多數腰腿痛患者認為疼痛是神經受壓迫引起的，其實神經受壓迫只會引起麻木，甚至麻痹，而不是疼痛，應該仔細辨識。

腰肌勞損從症狀上分有虛證或實證之別，那麼怎樣辨別自己的腰肌勞損是屬於虛證還是實證呢？中醫在辨證疾

病方面有八綱，八綱是指陰、陽、表、裏、寒、熱、虛、實。治療或調理腰肌勞損是實證和虛證的方法是有區別的，有的人在尋醫問藥或調理養生過程中沒有辨別出腰部症狀是屬於虛證還是屬於實證，在實施養生或治療過程中實施的方法正好相反，這樣不僅難以收到效果，甚至還會影響健康。

腰肌勞損病位在腰部，以肝腎虧虛為本，而以風寒濕邪瘀阻為標。作為老百姓，腰肌勞損的虛實也是不難分辨的。外感風寒濕邪或扭傷引起的疼痛較多見，起病較急，但同樣是外感實證引起的腰肌勞損，也有積勞損傷、血瘀氣滯及感受風寒濕邪的不同。

中醫外治法中有一種方法叫刺血療法，在臨床治療特定的病症用刺血療法時可以與拔罐療法相結合，在治療實證方面往往收到理想的效果。生活中有的人腰部受撞擊後形成腰肌勞損，受撞的腰部受氣機瘀滯形成的血瘀礙於氣的通暢，從病理上講是氣滯血瘀型，有的醫生在治療時先針刺放血再拔罐，這種方法在臨床中被稱為刺血拔罐療法。但值得提醒的是，非專業人士，最好不要用針刺法，以免出現醫療危險。

刺血拔罐療法雖臨床應用廣泛，但不是所有的病症都可以實施，有的人因腎虛引起的腰部酸痛或腰肌勞損是不可以用針刺療法放血治療的，故有虛者補、實者瀉之說，反則影響身體健康。

內傷引起腰肌勞損的發病特徵是起病緩慢，而且經久不癒，患者本人不僅感到隱隱作痛，而且時常腰膝酸軟，勞累時病情更為嚴重，這些是虛證的表現。《景岳全書》謂：「腰痛之虛證十居八九。」虛者補，腰為腎之府，肝

腎虧虛是腰肌勞損發病的本質原因，腎虛有腎陰虛和腎陽虛之別，有的人發現自己腰部酸軟，可能與腎虛有關係，就去市場上購買各種中藥製品來服用。其實中醫藥典中早已記載，中草藥和食物都有陰陽之性及藥理作用，故有的飲食習慣肯定影響身體健康。

食療養生是養生學的重要組成部分，有藥食同源之說，餐桌上的食物與健康密切相關。如老百姓常吃的食物中生薑屬於熱性，而香蕉屬於寒性。我們有早上吃薑的習慣，俗話說早上吃薑賽生參，晚上吃薑勝砒霜；飲食與健康息息相關，一定要注意了。

香蕉雖營養豐富，但屬於寒性，如果是實火引起的便秘，食少量的香蕉會收到效果，但現代人虛火較常見。有的人以吃香蕉來排便，其實真正的頑固性便秘是越吃便秘越厲害，原因是香蕉是大寒性的食物，而便秘的人大部分是脾胃虛寒，氣血虛則推動無力，因此，經常食香蕉不僅治不了頑固性的便秘，還加大了胃腸的寒性。

因此，辨清疾病與其適宜的藥物或食物的屬性對治療或養生有重要的意義。有的食物溫之補，也有的食物寒之瀉。患腰肌勞損的人多見於腎陽虛，陽火不足，多進食敗火傷陽之品，那麼腎火不足的現象自然表現出來。

如常用治療腎虛的藥物六味地黃丸，它具有滋陰補腎的作用，適合腎陰虛的病人而不適合腎陽虛的病人，腎陽虛的病人可以服用金匱腎氣丸，不要感覺腰膝酸軟就服用六味地黃丸。

生活中大多數腰肌勞損是受寒引起的，研究發現，腰肌勞損的發病人群越來越年輕化，有的女孩 20 多歲患上了腰肌勞損，按理說這個年齡的人身強體壯，陽氣十足。

其實現代人的生活規律早已改變，有的人與養生規則背道而馳，《黃帝內經》對養生規則早有具體的闡述，曰：「日出而作，日落而息。」而很多年輕人完全違背健康法則，甚至有的人三更入睡已成為習慣，日出三竿還沒起床。現代物資豐富，吃反季節瓜果蔬菜習以為常，時令食物有的人卻不願去吃，據一份報導說，有的外國農場的人冬天寧願吃罐頭也不吃反季節的菜。

還有的人為了追求線條美，穿衣少之又少，天氣還很冷的時候就早早地穿上低腰露臍或吊帶衫類的服裝。本已陽氣不足的身體哪裏抵擋得住寒氣的侵襲，久而久之會使身體受損加劇，便會出現腎陽虛之證，風寒濕邪襲擊腰部，患腰肌勞損是遲早的事。

一位男士，姓吳，50多歲，患有腰肌勞損多年，時好時壞，反覆發作，看過的醫院和名家醫生也不少，因病反覆發作，經久難癒，他選擇的大多數是中醫門診，中醫門診的大夫說他是腎陰虛，服用了大量的中成藥和湯藥，多年來腰部痠痛，時常伴有隱隱疼痛。

後來這位男士採用中醫傳統療法拔罐來治療腰肌勞損。在腰部的命門穴、左右腎俞穴各拔上1罐，堅持1週，病情明顯好轉，2週基本痊癒，後又斷斷續續拔罐，疾病至今再未復發。

針對這位男士的病情分析，他應該屬於腎陽虛之證，這位男士疾病經久未癒的原因有可能是診斷疾病時未能辨清病症的陰陽虛實，服用的藥物與疾病不相匹配。用藥猶如用兵打仗，用的不對或相反，不但不治病，還會傷害身體，甚至危及生命。有一位女士患有腰腿病症，醫院診斷為腰椎間盤突出，該女士根據自己腰膝痠軟的症狀，連續

吃了4年多的六味地黃丸，差點兒吃出尿毒症來，因為此人是典型的腎陽虛的體質。

拔罐療法雖是中醫外治法，但它不像中藥偏向於陰性或陽性，拔罐具用調節陰陽平衡的功效，腎陰虛的人可以拔罐，腎陽虛的人也可以拔罐，外傷或風寒侵襲腰部施行拔罐也沒問題。腰肌勞損的發病機制主要以腎虛為本，外在風寒濕邪或閃挫瘀阻引起，拔罐本身具有排除體內的風寒濕邪和拔出體內瘀血的功效。在治療上是較安全可靠的方法，用拔罐來治療各種原因引起的腰肌勞損在民間廣為流傳。

▲怎樣透過中醫自然療法來調理腰肌勞損

患者採取俯臥位，全身放鬆，術者立於床邊，用、揉法等自頸肩、胸腰背、臀、股、小腿按摩至足跟，主要放鬆和溫通足太陽膀胱經。

反覆3～5次，再以拇指指腹或手掌根沿脊柱兩側的華佗夾脊穴自上而下順推至腰骶部，或順足太陽膀胱經自上而下反覆推擦、搓揉，以脊柱兩側的肌肉為重點，直至皮膚紅透發熱、出痧點為度。

以上手法10～15分鐘。

透過上面的放鬆調理後，再配合一下刮痧、拔罐更好（圖21）。刮痧的部位以脊柱兩側的肌肉為重點。

【方法1】選腰部的**命門穴**，**命門穴**是人體的要穴，命門與腎相通，命門也具有腎的作用，是人體生命的根本，是維持生命的門戶，因此被稱為命門。配拔左右**腎俞穴**、**至陽穴、腰陽關穴、腰俞穴**。

【方法2】在膀胱經上選拔**心、肝、脾、肺、腎、大腸、小腸、膽、膀胱、三焦**的腧穴進行排罐，配拔**大椎穴**。

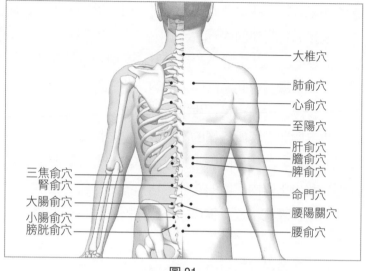

大椎穴
肺俞穴
心俞穴
至陽穴
肝俞穴
膽俞穴
脾俞穴
命門穴
腰陽關穴
腰俞穴

三焦俞穴
腎俞穴
大腸俞穴
小腸俞穴
膀胱俞穴

圖 21

貼 心 提 示

怎樣才能做到少患腰肌勞損或不患腰肌勞損？

平常注意腰部的防寒保暖，可減少腰肌勞損的復發率。節制房事和過度勞累，以固腎氣。配合腰部肌肉的功能鍛鍊對疾病的康復有著積極的作用。急性腰扭傷在 24 小時之內不宜拔罐；腎小球腎炎或腎盂腎炎等不明原因的病情慎用拔罐療法。

6. 腰椎間盤已經突出了，還能拔罐嗎

腰椎間盤突出症發病時，沿坐骨神經行走的方向會呈放射性疼痛，腰椎旁有局限性深壓痛並向側下肢放射，形成原因主要是負重或脊柱運動椎間盤受到急性或慢性損

傷，致纖維環破裂，髓核突出，壓迫鄰近的神經根而出現的病變。臨床上腰椎骨質增生也有可能引起坐骨神經麻木，許多老年人患有不同程度的腰椎骨質增生或與腰椎間盤突出症並列出現。

猛烈咳嗽或打噴嚏也可能引發腰椎間盤突出症。出現腰椎間盤突出症時，有的人不做任何理療，睡兩天硬板床，腰椎間盤自動復位自癒。反覆發作的腰椎間盤突出症由睡硬板床復位的病例並不多見，腰椎間盤突出症發病一次比一次嚴重，因此不建議採用睡硬板床當作治療手段。從病因上調理腰椎間盤突出是有必要的。

腰椎間盤突症是較常見的疾病，也是較難治療的疾病，大多數患者採用牽引來緩解病情，病情嚴重者經由多次牽引治療無效就要考慮做手術。實踐證明，腰椎間盤突出症是可以施行拔罐治療的，大多數人治療效果較理想。而有的人不能通過拔罐來調理，認為腰椎間盤已經突出了，如果再去拔罐不是越拔越突出嗎？帶著這種想法的人往往沒去嘗試中醫拔罐療法的神奇療效，從而失去了防病治病的最佳時機，實踐證明，認為腰椎間盤突出越拔越突出的想法是錯誤的，拔罐療法是中醫自然療法，對人體無毒副作用。

在《靈樞經》記載：「經脈者，所以行氣血而營陰陽，濡筋骨利關節也。」意思是凡外感六邪，跌仆損傷或肝腎虧損，皆可致氣血瘀滯，經脈閉塞不通或筋脈失養而發生腰椎間盤突出症。久坐或久臥冷濕之地或冒雨涉水或身勞汗出當風，導致風寒濕邪侵入。

中醫認為寒性凝斂，濕性重著，致經脈閉阻，氣血運行不暢外感六邪也可引發腰椎間盤突出症。拔罐治療腰椎

間盤突出的原理是施行拔罐增強局部的血液循環，從而達到祛風除濕、散寒行氣解表的效果。按中醫講風寒氣血隨氣出，邪去則正安。

　　一位讀老年大學的謝女士向我講述了腰椎間盤突出症發作時的情形。有一天上老年大學回來，都快中午了，天氣較炎熱，她從冰箱裏取出冷飯泡冷水吃了後，吹著空調睡了午覺，醒來時腰就動彈不得。憑感覺知道是腰椎間盤突出的老毛病又犯了，去年犯了兩次，有一次以睡硬板床自癒了，想到這兒，她立即抽去床上的薄毛毯和軟墊，睡上了硬板床，這次睡了 3 天也沒有絲毫的緩解。老年大學的同學得知她身體欠佳，紛紛過來看望，有的同學說做牽引試試，也有的同學說做牽引雖能緩解病情，下次還會犯病折騰人，說法各不相同。其實謝女士自己早已問過醫生，病情發展下去將來可能會需要做手術。

　　幸虧有一位老同學得知謝女士患有腰椎間盤突出症，立即把自己心愛的新式拔罐器送來給她試試，並且手把手地教會她使用方法，同時還講述自己當年患的腰椎間盤突症也是施行拔罐治好的。

　　謝女士在同學的指導下調理了 3 天，每天 2 次，腰部幾乎不怎麼痛了，上下樓梯也輕鬆了許多，又可以繼續上老年大學了，現在總是隔三差五地拔拔罐來保健養生。從前認為拔罐會使突出的腰椎間盤越拔越突出，由這次親身體驗，她體會到了拔罐治療腰椎間盤突出的神奇效果。

　　拔罐療法治療頸肩腰腿痛的療效也非常顯著，工作中，我幫助過很多人解除了病痛，其中也包括謝女士的同學高先生，他是位退休的工程師，在 2006 年 9 月份，突發腰椎間盤突出症，整整躺了 1 個星期，生活不能自理，

經朋友介紹瞭解了拔罐療法，在我的指導下拔了 3 天，腰部基本不疼了，康復期又拔罐 1 個月，活動自如，平常有時間就把拔罐當作保健養生的方法使用，到現在毛病也沒再犯。

臨床中大部位人的發病部位在 4、5 腰椎和腰 5、骶 1 椎之間的椎間盤處。有的人擔心找不準位置或拔錯位置怎麼辦？其實不用擔心，在腰椎的突出部位拔罐是可以的，如果找不準，拔在病灶的上下部位也可以，人體的經脈是上下運行的，中醫有「寧丟其穴，不失其經」之說。拔的位置偏上或偏下也有輔助治療作用，再說罐口是一個面，而穴位是一個點，按圖示拔罐在治療上不會有太大的影響。很多老年人有腰椎間盤突出症的同時患有腰椎骨質增生症，給治療帶來了很大難度，只要持之以恆，一定會收到滿意的效果。

患者一般第 1～5 腰椎上下兩側的肌肉多有僵硬、繃緊的感覺及觸壓痛，尤其第 4～5 腰椎或第 5 腰椎至第 1 骶椎棘突間的旁邊可觸及明顯壓痛點，觸之指下或刮痧板下肌肉有結節或條索狀物。

▲怎樣透過中醫自然療法來調理腰椎間盤突出症

患者採取俯臥位，全身放鬆，術者立於床邊，用、揉法等自頸肩、胸腰背、臀、股、小腿按摩至足跟，主要放鬆和溫通足太陽膀胱經。

反覆 3～5 次，再以拇指指腹或手掌根沿脊柱兩側的華佗夾脊穴自上而下順推至腰骶部，或順足太陽膀胱經自上而下反覆推擦、搓揉，以腰椎、骶椎兩側的肌肉為重點，直至皮膚紅透發熱、出痧點為度。

以上手法 10～15 分鐘。

透過上面的手法放鬆調理後，再配合一下刮痧、拔罐療法。刮痧的部位以脊柱兩側的肌肉為重點。

【**方法1**】在背部督脈由**大椎穴**到**腰俞穴**排罐和病灶部位拔罐，其中必拔部位有**大椎穴**、**神道穴**、**至陽穴**、**命門穴**、**腰陽關穴**和**腰俞穴**，腰陽關穴和命門穴有強腰補腎、壯陽益腎之效；神道穴具有養心寧神之效，有利於調整睡眠品質，提高體質的作用。

【**方法2**】在督脈上選拔**中樞穴**、**脊中穴**、**命門穴**、**腰陽關穴**，配合**腎俞穴**、**氣海俞穴**和**關元俞穴**，具有滋陰壯陽、補腎益氣從而達到培補元氣的作用（圖22）。

【**方法3**】配合腹部拔罐、溫灸等方法很重要，因為腹寒引發眾疾。腰椎間盤突出徵，包括其他的慢性腰椎疾病，都是一種長期風寒、濕邪、火毒等病邪充滿腸胃、腰部而導致的疾患，發病在腰部，病根卻在肚子上，所以排除腹部的陰寒、瘀滯、濁氣，對於治療慢性病及疑難雜症很關鍵（圖23）。

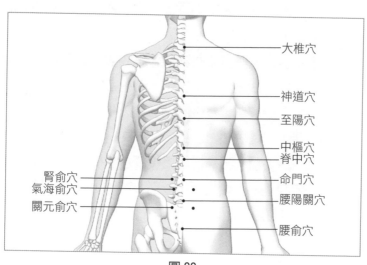

大椎穴

神道穴

至陽穴

中樞穴
脊中穴

腎俞穴
氣海俞穴
關元俞穴

命門穴

腰陽關穴

腰俞穴

圖22

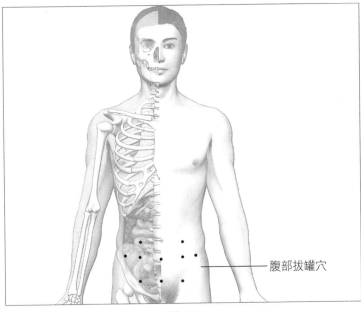

腹部拔罐穴

圖 23

貼心提示

怎樣才能做到少患或不患腰椎間盤突出症呢？

　　拔罐療法治療腰椎間盤突出症的療效顯著。病情嚴重者初次拔罐時罐數量應少而拔罐的力度宜輕，觀察病情，待下次拔罐時逐步加大罐數和力度，以患者舒適為度。病情較重的在治療期間可以配合中藥內服或外用以加大療效。預防腰椎間盤突出症首先要注意的是防寒保暖，平時最好養成睡硬板床的習慣。

7. 急性腰扭傷雖然發病急驟，但並非偶然

急性腰扭傷也被老百姓稱為閃腰，閃腰有輕有重，凡是腰部扭傷初期疼痛如針刺刀割，撕裂般疼痛並且不可按。急性腰扭傷雖然發病急驟，但並非偶然。按中醫講邪之所湊其氣必虛，正氣不足，邪才可干，構成疾病的元素是內在的病原和外在的誘因相互勾結形成疾病。

據有關新聞報導，有的運動員時常會扭傷同一部位，這純屬偶然，還是發生疾病的一種規律呢？中醫講「有諸內必形諸於外」，形成疾病必定會由內而表現在外，由外在的病症可以查出形成疾病的內在病因。

形成急性腰扭傷的外在原因可以說是肌肉、筋膜、韌帶或小關節因過度扭傷或牽拉所致的損傷引起的腰痛。可以由觀察和患者的感受診斷出來致病的內在原因，觸之腰部腫硬，觀之皮色青紫，由此可診斷出體內存在血瘀並且病情較重；凡腰部脹痛拘緊，皮色不變者，可診斷為經氣閉阻而且病情較輕；凡扭傷腰部兼見腰膝酸軟者，可診斷出扭傷並且有腎虛的現象；凡扭傷腰痛兼見腰部冷痛重者，陰雨天加重者，為扭傷兼風寒濕痹證。

有的人認為患有急性腰扭傷時貼幾貼膏藥，休息幾日就好了，特別是忙於農活的農民患者，大多貼張膏藥休息一晚上，在忙於搶收搶種的季節裏照樣勞動。站在養生學的角度來看，患有急性腰扭傷雖不是什麼嚴重的疾病，但它卻是一個資訊，是傳遞給我們的一種身體語言。特別是經常出現閃腰的人可要注意了，這絕不只是因為工作不當心造成的閃腰，其實每一次閃腰都是在敲一次警鐘，是在警告我們，身體在慢慢地出問題了，甚至是在告誡我們再

不調理腰部，下次出現的問題有就更嚴重了。實踐證明，患有腰肌勞損和腰椎間盤突出症的人都曾患有不同程度的急性腰扭傷。

千百年來，中醫學始終以「上工治未病」的養生理念為基礎，預防保健思想為第一原則。中醫「治未病」的思想有兩個層次的意思：

一是「未病先防」即「預防保健」，兩千年前的《黃帝內經》早已提出「上工治未病，下工治已病」來說明未病先防的重要性。

二是「已病防變」，即依據「陰陽互根和互相生剋制化」的哲理，有目的地去扶持和調動尚未患病但與已病的臟器有關聯的臟器或組織，也就是讓自身健康的臟器或組織去對抗和平衡已病的臟器或組織。這也就是中醫所謂的「上工不治已病而治未病」。

中醫在治療方面很多都是以「扶正祛邪」、「補虛瀉實」等為出發點。如病情較重的血瘀型急性腰扭傷可以施行拔罐祛除體內的血瘀，達到祛邪的目的，邪去則正安。有的扭傷兼有風寒濕邪，適合用補虛的方法達到正氣存內邪不可干的目的。

一位姓葉的婦人述說她家的老爺子患急性腰扭傷的經歷，老爺子以前曾有一次患有急性腰扭傷造成韌帶和軟組織受損，整整在家裏休息了1個月沒有出門。這次又出現同樣的情況，吃過晚飯在社區裏散步，天剛剛下點兒小雨，踩在一塊比較光滑的鵝卵石上，腳一滑！感到一側腰部劇痛，疼痛持續1天，活動時加重，休息也不能緩解，大聲說話或腹部用力時疼痛加劇。

孩子們建議去醫院住院，老爺子堅持暫時不去住院，

採用拔罐療法先試試看，按指導的方法在相應的部位拔了幾罐，連續調理了 1 週，病情基本痊癒。

▲怎樣透過中醫自然療法來調理急性腰扭傷

患者最主要的症狀就是腰部疼痛劇烈，此時當務之急就是減輕患者的疼痛，這個時候可點按掐揉（或針刺）**腰陽關穴、絕骨穴**（懸鐘穴）、**太谿穴**及手背部的**腰痛點**等穴區。快者 3～5 分鐘可緩解疼痛。

臨床上有「腰背委中求」之說，**委中穴**為足太陽膀胱經的合穴，是治療腰背疼痛的重要穴位，可與**人中穴**配合使用；**腰痛點**，在手背指總伸肌腱的兩側，腕背橫紋下 3.3 公分（1 寸）處，一手兩穴，具有舒筋止痛、壯腰活絡的作用。也可以在**腎俞穴、腰俞穴、委中穴、腰陽關穴**處拔罐治療，留罐 10～15 分鐘。

但需注意的是急性腰扭傷後局部有瘀血者，需 24 小時後拔罐治療為宜（圖 24）。

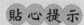

貼心提示

怎樣才能做到少患急性腰扭傷或不患急性腰扭傷？

平常工作應注意勞逸結合，避免過度勞累。可以用體育鍛鍊來增強體質或做腰部鍛鍊，如仰臥起坐。每天早晨起床後和臨睡覺前，身體向前彎腰 45°左右，將兩手掌搓熱，用掌根推搓兩側的腰部肌肉，感覺腰部有發熱感即可，可有效地預防腰椎疾患的發生。

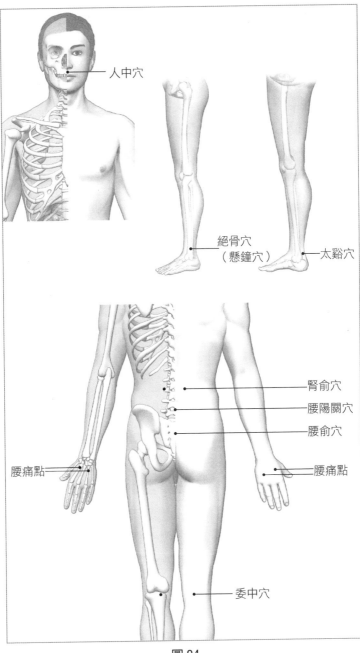

人中穴

絕骨穴
（懸鐘穴）

太谿穴

腎俞穴

腰陽關穴

腰俞穴

腰痛點

腰痛點

委中穴

圖 24

8. 網球肘的發病與頸椎的錯位有直接關係

網球肘是指肘關節部位發生的無菌性炎症，也稱肘關節炎。肘關節炎一般不會累及其他關節，不像頸椎病、腰椎間盤突出症、寒足等疾病。

頸椎病在發生發展過程中會蔓延到肩關節處形成頸肩綜合徵；腰椎間盤突出症會壓迫坐骨神經引起一側腿放射性的疼痛；寒足長期得不到改善會使寒從足起向上影響膝關節形成膝關節炎。因此肘關節炎與頸椎病、腰椎間盤突出症相比，治療起來簡單得多，老百姓一般不把它當成疑難病症。

生活中患肘關節炎的患者大多數是因前臂伸肌肉的長期、反覆、強烈的收縮、牽拉，使其附著在肱骨外上髁的部位發生不同程度的急性或慢性累積性損傷，肌纖維產生撕裂、出血、沾黏，形成無菌性炎症。也會因作息不當導致肘關節受寒受涼，寒凝血瘀，經絡不通。

網球肘在運動系統疾病中治療較簡單，一般情況下，採用自然療法拔罐 1～3 次即可治癒。有的人認為拔罐沒有副作用，而且是哪兒痛可以在哪兒拔罐，但很多風濕和類風濕患者多次在發病部位拔罐，不但沒減輕疼痛，疼痛反而有所增加，這時候不知是繼續拔下去，還是停下來採用其他方法。

出現這種情況時，確實很為難，不拔也不是，疼痛在逐漸加重；拔也不是，有時越拔疼得越厲害。我在給這一類型的患者治療時，往往暫時不在肘關節處拔罐，而是從其他部位調理風濕或類風濕，使患者的體質向康復方向發展時，再配合肘關節拔罐，到那個時候，不僅治療起來方

便快捷，而且康復後不易復發。

在這裏，我教大家一個通用法，不管是因風濕或類風濕引起的肘關節病，還是體質的變化引起的疾病，只要堅持去做，一般都會收到效果。實施方法是在背部沿膀胱經排罐 1～2 週，然後阿是穴罐與背部排罐並用，這套方法的實施可以達到標本兼治的效果，對於大多數慢性病、疑難雜症都可採用此法，此法屬於整體調理。

從脊柱病因來看，網球肘的發病與頸椎的病變有關係，當第 4～6 頸椎發生錯位後，會刺激或壓迫脊神經根，引起肘關節疼痛。

▲怎樣透過中醫自然療法來調理網球肘

首先，患者採取俯臥位，全身放鬆，術者立於床邊，用、揉法等自頸肩、胸腰背、臀、股、小腿按摩至足跟，主要放鬆和溫通足太陽膀胱經。

反覆 3～5 次，再以拇指指腹或手掌根沿脊柱兩側的華佗夾脊穴自上而下順推至腰骶部，或順足太陽膀胱經自上而下反覆推擦、搓揉，以頸椎、上段胸椎兩側及肩胛骨周圍軟組織為重點，直至皮膚紅透發熱、出痧點為度。

以上手法 10～15 分鐘。

其次，頸椎間斷拔伸復位法是治療頸椎錯位安全有效的方法。先判斷頸椎是否有錯位，讓患者正坐，兩眼正視，然後操作者位於其左側，用左手按住患者的前額使其頭部保持正中位，用右手逐節觸摸第 2 頸椎橫突和第 3～7 頸椎關節突，比較是否對稱。如果有一側隆突起，表明關節頸椎棘突向對側錯位。

此時，操作者一手托下巴，另一隻手托住枕部，雙手同時均勻用力，用 10 秒的時間將患者的頭平穩地緩緩托

起，然後以 5 秒的時間緩緩放鬆。如此重複 5 ～ 8 次，復查錯位部分是否糾正。必要時可以在拔伸的過程中用拇指輕揉地將隆突的頸椎關節向前推動使之復位。錯位的脊椎復位了，網球肘導致的各種不適症狀也隨之緩解或消失。

透過上面的治療，患者的症狀基本上會緩解，再配合一下刮痧、拔罐就更好了。經常在頸、肩、臂、肘關節周圍刮痧、拔罐及推拿按摩，可有效防治網球肘的發生。一般是先推拿放鬆，接著刮痧，最後拔一下罐。

【**方法 1**】採用口徑較小的拔罐器，在**曲池穴、尺澤穴**拔罐（圖 25）。曲池穴具有祛風除濕、行氣活血之功效；尺澤穴具有疏經通絡之功效。

【**方法 2**】沿手三陽經從上臂由上至下適當地排罐，有利於疏通多條陽經，有效地消除肩臂之陰邪，達到快速扶正固本的作用。

【**方法 3**】背部膀胱經拔罐療法，較適合體質弱的人配合使用。

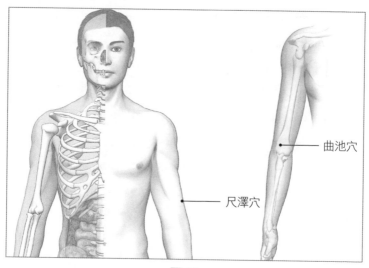

曲池穴

尺澤穴

圖 25

怎樣才能做到少患網球肘或不患網球肘呢？

手臂勞作不宜過度，治療期間不宜過量活動。平常生活中適當地進行鍛鍊。

9. 體內風寒濕邪不除，關節炎的老毛病很難治癒

風濕性關節炎常發病於四肢的大關節，如腕、肘、肩、踝、膝、髖等關節。中醫認為風濕熱引發的疾病主要發病於身體的各個關節部位，風濕性關節炎屬於風濕熱引起的變態反應性疾病，也是風濕熱的主要表現之一。

臨床中，風濕與類風濕性關節炎的患者常常出現對稱性關節疼痛，那麼怎樣辨別風濕或類風濕呢？風濕性關節炎發病常見於四肢的大關節，而類風濕性關節炎發病常見於四肢的小關節；類風濕會出現關節變形，而風濕一般不會，但患有游走性風濕病的人關節部位疼痛會走竄。

一位姓魏的老太太，是中醫自然療法的愛好者，她調理好的第一個毛病就是風濕性關節炎。魏老太太看到社區鄰里有哪位阿姨、大爺身體不舒服，就總能把中醫的十二正經和奇經八脈當成數學來講，如胃經加脾經能治食慾減退，增加抵抗力；心經加膀胱經能治療心供血不足；敲帶脈減肥而不傷身體，等等。鄰里朋友都稱她是健康好幫手。

與中醫自然療法的結緣源自一次超市購物。有一天，魏老太太在超市購物排隊結帳的時候，無意中看到身邊一位女士腦門上有個紫黑色的圓圈，老太太湊上去搭話，那位女士說頭痛的時候拔上一罐，頭立刻就不痛了。老太太

在想，她頭受風寒有效果，那自己的風濕應該也會有效果。老太太隨那位女士找到我這兒，諮詢自己雙膝關節是否能通過拔罐來調理，並且把病情詳細地述說了一遍：她的雙膝關節患病多年，用過的治療方法不下幾十種，什麼偏方都用過，名醫也看過，藥也沒少吃。這麼多年來，雙下肢膝關節疼得厲害，服用中成藥已經快3個月了，服用時，感覺病情減輕一些，而藥停下來，還回復到原樣。老太太當時非常苦惱，怎樣能治好自己的病呢？

中醫認為，風濕性關節炎屬於痹證範疇，《素問‧痹論》中已記載「風寒濕三氣雜至，合而為痹也。」又云：「所謂痹者，各以其時重感於寒濕之氣也。」在症候分類上，《素問‧舉痛論》按病因分為「行痹、痛痹、著痹」，即「其風氣勝者為行痹，寒氣勝者為痛痹，濕氣勝者為著痹也」。為什麼有的人患有風濕性關節炎會出現竄著痛呢？竄著痛的主要原因是體內風邪較勝，也稱為游走性關節炎。風邪善動致病具有病位游移、行無定處的特性。《素問‧風論》認為「風者，百病之長也」。寒濕邪依附於風侵犯人體，形成風寒或風濕，因此中醫有風濕之說而不能說成濕風。

《素問‧太陰陽明論》說：「傷於濕者，下先受之。」風寒大多在上，而濕邪在下，受風寒常常會引起頭痛，而濕邪引起的疾病常發病於下肢，風濕性關節炎首發疼痛多見於膝關節部位。

魏老太太的病情屬於風濕性膝關節炎，發病部位是膝關節。風濕致病較頑固，體內風濕較難祛除，因此反覆發作。像魏老太太吃的是一些止痛消炎藥物，服用的時候感覺病情減輕，停藥後又會復發。

體內的風寒濕不除，此病很難治癒。有的人忍受不了風濕骨病的折磨，常年服用止痛類藥，這對身體健康極為不利。有的人做膝關節手術來快速解決病根問題，其實這是不正確的。風寒濕雜合而形成痺，它是全身性疾病，膝關節做手術後，風濕還會從其他的關節表現出來。

中醫認為治病求本，首先要知道病是什麼引起來的，瞭解了致病過程，才能從生活、飲食等方面進行治療。老太太年輕時長期在陰暗潮濕的地方居住，風濕早已侵附於體內，隨著年齡的增長，體質的衰退，正氣不足時，邪氣較勝的部位病情就會表現出來。找到形成疾病的根源，從根本上去解決它，哪怕不去做任何治療，至少疾病的發展不會那麼快，因為我們改變了製造疾病的環境。生活中有的人改變了生活習慣，疾病漸漸地康復了。

曾有一份報導提到：一位在長江三角區工作的企業家，退休後遷居於環境優美的湖島，修身養性，透過慢生活，做做深呼吸，養魚種菜，種花植樹，多年未治癒的呼吸道疾病居然自癒了；某人患了絕症，已經放棄了治療，但是改變了生活方式，疾病居然不治而癒了。這些病例足以說明，有一個良好的生活習慣，對疾病的康復是很有必要的。

老太太認識到病因所在，半年過後，不僅調理好了自己的風濕性關節炎，因濕邪困脾引起的 30 年的腸胃病也漸漸地康復了。

常見慢性風濕性關節炎有行痺、痛痺和著痺。那麼怎樣辨別自己患的是哪類風濕性關節疾病呢？參照下文對號入座就可以了。

風邪偏勝為行痺：

關節疼痛，活動不便，並伴有汗出，其特點是疼痛游

走，被稱為游走性關節炎。

寒邪偏勝為痛痹：

疼痛較為劇烈，遇冷疼痛加重，自覺骨節內有股涼氣，關節或腫或不腫，但屈伸不利，痛處相對固定。

濕邪偏勝為著痹：

痛處固定或見局部腫脹，活動受限，但關節疼痛酸楚，重者，壓痛明顯，肌膚麻木。

▲怎樣透過中醫自然療法來調理風濕性關節炎

患者採取俯臥位，全身放鬆，術者立於床邊，用、揉法等自頸肩、胸腰背、臀、股、小腿按摩至足跟，主要放鬆和溫通足太陽膀胱經。

反覆 3 ～ 5 次，再以拇指指腹或手掌根沿脊柱兩側的華佗夾脊穴自上而下順推至腰骶部，或順足太陽膀胱經自上而下反覆推擦、搓揉，以脊柱兩側的骶棘肌為重點，直至皮膚紅透發熱、出痧點為度。

以上手法 10 ～ 15 分鐘。

對於風濕、類風濕性的疾病，拔罐是很好的選擇。我在臨床中對大多數的慢性病、疑難雜症患者均配合拔罐治療，療效還是很滿意的。

拔罐主要利用真空負壓的原理，逼使邪氣從毛孔中出，有效祛風除濕、疏經通絡的作用，可以使關節通利，達到通則不痛的目的。此即中醫講的「風寒濕邪隨氣出」，以達到發汗解表、鎮痛去痹的效果。

【方法1】選取大椎穴、脾俞穴、肝俞穴、腎俞穴、神道穴、腰俞穴、命門穴等背部穴位為慢性風濕性關節炎配拔穴位。

【方法2】阿是穴及對風濕性關節部位進行拔罐，如

膝關節可拔部位有**委中穴**，**內外膝眼**。

【方法3】寒濕引發的疾病先發病於下肢，可配拔足腿部，承山穴、懸鐘穴、三陰交穴、陽陵泉穴、足三里穴、環跳穴等（圖26）。

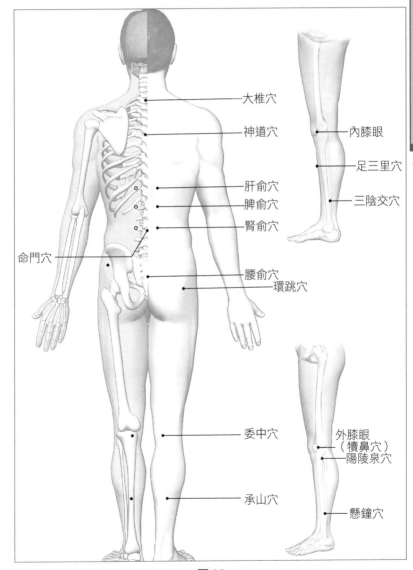

大椎穴
神道穴
肝俞穴
脾俞穴
腎俞穴
命門穴
腰俞穴
環跳穴
委中穴
承山穴

內膝眼
足三里穴
三陰交穴

外膝眼
（犢鼻穴）
陽陵泉穴
懸鐘穴

圖 26

> ### 貼心提示
>
> 　　怎樣才能做到少患風濕性關節炎或不患風濕性關節炎？
>
> 　　平常多注意防濕保暖，適量地進行運動來增加活動量，有益減輕病情。足底拔罐可以祛除足部寒濕，可作為長期養生保健的療法。

◎ 10. 八旬老者告別病魔類風濕，找回 30 年前的感覺

　　記得小時候和一位年長者聊天，他說：「酒可是個好東西。」我百思不得其解，酒又苦又辣又難喝，怎麼是好東西呢？他說：「你還小，不懂，我患有類風濕性關節炎，全身大小關節都疼得就像萬箭穿心一樣，甭提啥滋味。痛得我連覺也睡不成。後來我發現了一個能快速幫助睡覺的方法，那就是喝酒，要大喝特喝，喝醉為止，然後什麼都不知道了。我患有類風濕十幾年了，這麼多年來睡個好覺對我來說太奢侈了，你可聽說，騎馬坐轎不如睡覺，睡個好覺是多麼美好的事啊！自從我發現喝酒能解決這個問題，我就一發不可收拾，可是我的家人不理解，我老伴責罵我，說你得了這個類風濕還不行，現在又變成一個酒鬼了。小孩子，你懂不懂呀，這酒對我來說可是寶貝……不跟你說了，說了你也不一定懂，你們都不懂，我也該回家喝酒去了。」

　　中醫學認為「類風濕」屬於「痹證」、「厲節風」、「鶴膝風」等，顧名思義，「節」、「膝」形象地描述了

發病的部位。其實類風濕是一種以關節病變為主要特徵的慢性、全身性、免疫系統異常的疾病。早期有游走性關節疼痛、腫脹和功能障礙，晚期則出現關節畸形、僵硬、肌肉萎縮和功能喪失。病變常從四肢的遠端小關節開始，且左右對稱，此病女性發病多於男性，發作期與緩解期交替，人體消耗大，致殘率高。

患有類風濕的確很痛苦，現代人稱它為「不死的癌症」，可見是極難治癒的疾病。在大家的眼裏，癌症的代名詞是絕症，所以現代人談癌色變。然而打開中醫的古籍，早已記載這樣一句話：「言不可治者，未得其術也。」意思是：一個病沒治好，是還沒有找到治這個病的方法。正是祖先的這種精神驅使著一代代中醫前輩們為國人的健康付出畢生的精力，也為我們後代子孫留下一部部著作，讓我們有章可循。

類風濕屬於中醫「痹證」範疇，內經云：「風、寒、濕、邪相結為痹。」痹分為行痹、痛痹、著痹和熱痹。以痛無定處、走竄不定為行痹；以關節腫脹、疼痛劇烈為痛痹；以關節酸痛，痛處固定為著痹；以關節紅腫熱痛為熱痹。《三因方・曆節論》云：「夫厲節，疼痛不能屈伸，身體尪痹，其腫如脫，其痛如掣……」隋・巢元方《諸病源侯論》中描述到：「厲節風之狀，短氣自汗出，厲節疼痛不可忍，屈伸不便是也。」這是先輩描述的類風濕症狀。

中醫認為類風濕發病的主要因素是素體營衛虛弱，腠理不固，風寒濕邪乘虛侵襲，氣血被邪所阻，不得宣行，日久必致血瘀；或素體濕盛，復感濕邪，內外濕邪相合為患，聚而成痰，痰瘀互結，阻滯經絡、關節；或肝腎虧

虛，外邪客犯，皆可引發此病。

此病雖然症狀表現複雜，究其病因不外乎內因和外因。內為氣血不足，肝腎虧虛；外為風寒濕邪襲機體，內外之邪相結合導致了本病的發生。其病理變化乃風寒濕痰瘀，痺阻經脈不通則痛。

在我剛參加工作的時候，接診了一位 18 歲的類風濕患者，他因長期服用抗風濕類的藥物導致胃黏膜脫落引發大出血而住院，患者全身的骨關節皆變性，經過 3 個多月的治療，基本康復出院。這件事情讓我記憶猶新，同時也讓我感覺到中醫的博大精深和神奇療效。

2008 年 3 月底，一位老者慕名而來，為 80 歲的老伴諮詢。他說老伴患類風濕幾十年了，用盡方法，都沒治好，關節變形，連路都不能走。尤其腳趾關節變形嚴重，只有藉助輪椅來生活。問是否還有辦法，不期望有治好的可能，能緩解一些痛苦就好。因為這麼多年的治療，醫生已經告訴他這病無藥可治，他們已經失去信心。我告訴他一句話：一個病沒治好，就是沒有找到正確的治療方法，方法對了，就會康復。

我教他一些中醫的自然療法，刮痧、拔罐、艾灸、按摩等，為其老伴調理，但需要堅持，同年 7 月 11 日，老者給我的回饋資訊是其老伴的疼痛基本緩解，變形的關節也恢復一些。聽到這個消息，我也倍感欣慰。10 月中旬，老者說他老伴多年的輪椅現已經可以不用了，而且能慢走半公里。聽到這個消息，病友們都為他們感到高興，他們也對戰勝疾病更有信心。

▲怎樣透過中醫自然療法來調理類風濕

患者採取俯臥位，全身放鬆，術者立於床邊，用、揉

法等自頸肩、胸腰背、臀、股、小腿按摩至足跟，主要放鬆和溫通足太陽膀胱經。

反覆 3～5 次，再以拇指指腹或手掌根沿脊柱兩側的華佗夾脊穴自上而下順推至腰骶部，或順足太陽膀胱經自上而下反覆推擦、搓揉，以脊柱兩側的骶棘肌為重點，直至皮膚紅透發熱、出痧點為度。

以上手法 10～15 分鐘。

【方法 1】選取阿是穴，患病部位進行拔罐，中醫外治之理即內治之理，透過局部病灶部位直接治療，快速治療，不走彎路。

【方法 2】大椎穴、脾俞穴、肝俞穴、腎俞穴、腰俞穴、天秉穴（天宗穴和秉風穴）、神道穴、命門穴、章門穴、內外膝眼、足三里穴、委中穴、承山穴、懸鐘穴、三陰交穴、曲池穴、尺澤穴、環跳穴、氣海穴、腹結穴、肩井穴、髀關穴等部位拔罐（圖 27、28）。

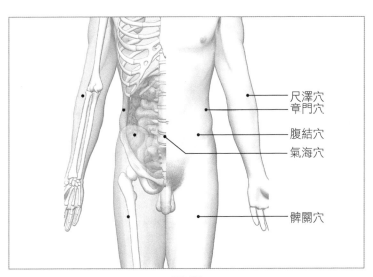

圖 27

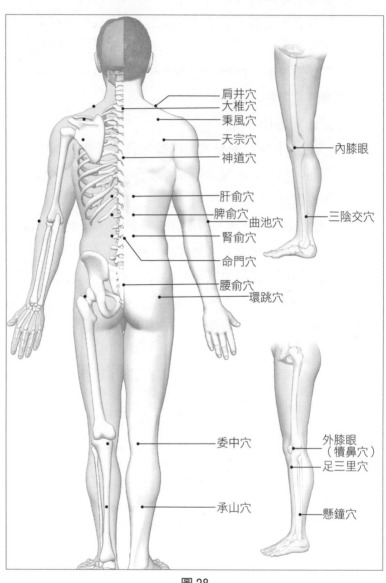

健康養生從脊柱開始——中醫自然療法治百病

肩井穴
大椎穴
秉風穴
天宗穴
神道穴

肝俞穴
脾俞穴　曲池穴
腎俞穴
命門穴

腰俞穴
環跳穴

委中穴

承山穴

內膝眼

三陰交穴

外膝眼
（犢鼻穴）
足三里穴

懸鐘穴

圖 28

貼心提示

怎樣才能做到少得類風濕或不得類風濕呢？

首先強身健體，現代人生活水準提高後，以車代步的人運動量明顯減少了，因此有必要抽出點兒時間來增加運動量。

其二，防寒保暖，老人們在他們年輕的時候，很多人沒有條件解決溫飽問題，從而留下致病的因素，然而這一代年輕人，為了追求美麗動人而選擇了美麗「凍」人，我相信形神俱備的健康美是由內而外的美，美麗「冷」人不會給你帶來持久的美與健康。

11. 骨質增生屬於病理性產物

骨質增生是中老年人的常見病，頸椎、腰椎和膝關節較多見。骨質增生發病於頸椎會壓迫椎動脈，導致腦供血不足；發病於腰部壓迫坐骨神經，導致腿麻木、反射性的疼痛；膝關節骨質增生會壓迫局部軟組織，導致行動障礙，因此骨質增生形同骨刺。有的人認為骨質增生是樹上長樹刺或身上扎刺，可以砍可以拔。

中醫認為增生是組織細胞過度增殖，從生理意義上來說是一種防禦反應，增生都是在致病因素的作用下逐漸產生的，所以增生亦當屬於病理產物。有的人施行手術修去多餘的骨刺，半年或一年後又會重新長出骨刺。

我遇到一位姓李的老太太，60多歲，全身上下關節幾乎都有骨刺，生活得十分痛苦，老人不僅多處長有骨

刺，而且伴有骨質疏鬆，骨頭就像麻稈兒似的，一碰就碎，有次彎腰收拾衣服斷了一根肋骨。老太太聽說醋可以軟化骨刺，於是每天用醋泡腳，但走路仍如踏刀錐。聽說喝奶能補鈣，十多年來每天喝奶，從未間斷過。

老太太思量，偏方能治大病，難道這一切都是傳說嗎？也許是吧，不然還要醫院幹什麼呢？再說自己的病醫生也說不好治呀，還能怨誰。想到這兒，老太太對自己的病也沒敢再指望什麼，認為自個兒就這個命。

有這樣一句話：一人一袋奶，振興一個民族。看看現在的人，一代比一代個兒高。一袋奶讓中國人步步升高，而像李老太太這樣的老人為什麼喝了十幾年奶但仍看不出效果呢？現在老百姓的生活水準和文化素質在不斷提高，自我保健意識逐漸加強，注重食療保健，有很多中老年人通過牛奶、排骨等含鈣量較高的食物來補充鈣量。

其實對於鈣的問題不在怎樣補，問題是補了怎麼吸收。如有的人長期吸收不好，這種人要嘛過瘦，要嘛過胖，過瘦過胖可能是一種原因，就是消化系統出了問題，過瘦是吸收不好，過胖是脾虛。如果腸胃消化吸收不好而天天喝奶、吃排骨、吃芝麻、這些食物能完全吸收嗎？食物中的鈣能充分吸收嗎？其實患骨質增生或骨質疏鬆的人都有不同程度的腸胃問題。

我也見過一位老奶奶，90多歲從北京乘車去南京，一個人獨來獨往，無需他人照顧，生活完全能夠自理，我相信在我們身邊也有少數這樣的老人，啥毛病也沒有，讓人羨慕。有的人會認為這位老奶奶可能是財主家的小姐，一輩子沒吃過苦受過累。其實這位老奶奶是一位老革命，有一部叫《雙槍老太婆》的電影就是取材於她們，電影中

雙槍老太婆的原型有很多人，老奶奶也是其中的一個，老奶奶說有一次，地下黨夜裏召開秘密會議，下了一整夜的大雨，整整一晚上站在門外放哨，一點兒也不敢離開或走神，像這樣的戰鬥故事太多太多了。

老奶奶有如此強健的身體原因是有先天之本腎氣足和後天之本胃氣強。當有的人先天不足，後天失養，導致正氣不足，邪之所湊。包括外感風寒濕侵入體內，如《素問・舉痛論》所說：「寒氣入經而稽遲，泣而不行，客於脈外則血少，客於脈中則氣不通，故卒然而痛。」則正如所謂稽遲、泣而不行、不通，乃是經脈氣血為寒邪所凝團阻滯之故。寒邪凝結阻滯不通，導致人身氣血津液運行受阻。氣血阻滯不通，不通則痛，故寒邪傷人多見疼痛症狀。

在寒冷的冬天，用冰涼的水洗手，頓感寒氣刺骨，甚至有刺痛。正如《素問・痹論》所說：「痛者，寒氣多也，有寒故痛也。」其外寒邪又能滯閉陽氣，使之行緩壅塞，閉結不通，不通則痛。寒久傷陽，寒聚於腰部傷腎氣，導致腰酸；寒聚於胃部傷胃氣，中醫有「無胃氣則亡」之說，也就是說人不想吃飯就快要生病了。

寒凝血瘀導致氣血不通暢，如果寒停留於腰椎或膝關節，局部的血液循環和代謝就會出現問題，也會導致腰椎或膝關節出現病理反應，如骨質增生。

骨質增生雖是較難治癒的疾病，但經由中醫治療骨質增生療效還是很好的。像李老太太堅持了半年之久，她的腸胃病和頸椎、腰椎、膝關節疾病基本治癒。骨質增生是中老年多發病，像李老太太這麼嚴重的並不多見，大多數人透過刮痧、拔罐、推拿、艾灸等方法調理都能達到理想

的效果。

從脊柱病因來看，「骨質增生」是對脊椎錯位的一種「保護性反應」的繼發性生理現象。其根本的原因是脊椎錯位引發的。脊椎復位才是治療骨質增生的有效方法之一。

▲怎樣透過中醫自然療法來調理骨質增生

首先，患者採取俯臥位，全身放鬆，術者立於床邊，用、揉法等自頸肩、胸腰背、臀、股、小腿按摩至足跟，主要放鬆和溫通足太陽膀胱經。

反覆 3～5 次，再以拇指指腹或手掌根沿脊柱兩側的華佗夾脊穴自上而下順推至腰骶部，或順足太陽膀胱經自上而下反覆推擦、搓揉，以腰背部兩側的肌肉為重點，直至皮膚紅透、有發熱感為度。

以上手法 10～15 分鐘。

其次，配合刮痧、拔罐、溫灸等方法綜合治療。

【方法1】不同部位的骨質增生其刮痧、拔罐部位也不相同，但骨質增生的部位是可以直接治療的，也可以稱為**阿是穴療法**。

【方法2】腰部不僅是腰椎骨質增生必須治療的部位，而且其他部位的骨質增生也必須在腰部刮痧、拔罐或艾灸。腰為腎之府，腎主骨，骨出現的毛病與腎有關係。腰部選拔穴位有**命門穴、肝俞穴、膽俞穴、脾俞穴、胃俞穴、三焦俞穴、腎俞穴、氣海俞穴、大腸俞穴、關元俞穴、小腸俞穴**。

【方法3】我們吃的各種食物及營養吸收的好壞與脾胃功能的強弱有直接的關係。中醫認為有胃氣則生，無胃氣則亡，脾胃是後天之本，因此消化吸收及代謝是關鍵，

在腹部選取相關穴位對調理骨質增生有重要意義。腹部選拔穴有上脘穴、中脘穴、下脘穴、神闕穴、氣海穴、關元穴、期門穴、章門穴、腹結穴（圖 29）。

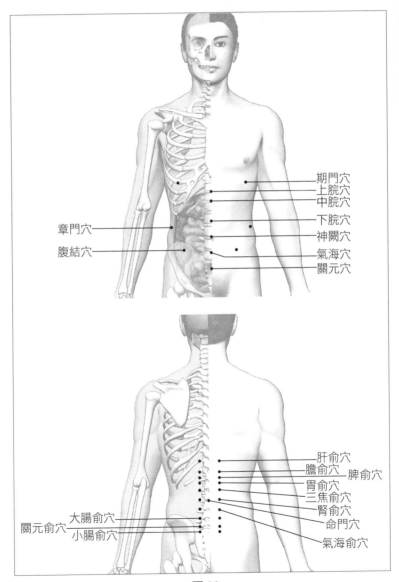

期門穴
上脘穴
中脘穴
下脘穴
神闕穴
氣海穴
關元穴

章門穴
腹結穴

肝俞穴
膽俞穴
脾俞穴
胃俞穴
三焦俞穴
腎俞穴
命門穴
氣海俞穴

大腸俞穴
關元俞穴
小腸俞穴

圖 29

貼心提示

怎樣才能做到少患骨質增生或不患骨質增生？

　　中醫認為，人患病是陰陽失調所致，從陰陽學說來說，背部正中為督脈，督脈統帥全身陽氣，有聯絡全身陰氣的功能；背部兩側又是足太陽膀胱經的循行路線。施行背部的推拿、刮痧、拔罐、艾灸等中醫自然療法可以調理人體的陰陽，刺激經脈，協調人體關節、肌肉、筋膜及氣血的功能狀態，從而使人體陰陽得以調和，五臟六腑功能得以恢復。人就會不生病或很少生病，當然骨質增生的發病就會減少。另外，平常應注意保暖，避免受風寒，節制房事，以固腎氣。

四 心腦血管系統疾病

1. 人類健康最致命的殺手——高血壓

有的人因為出現頭痛、頭暈、耳鳴、健忘、失眠、心悸的症狀，去醫院檢查時被醫生診斷為原發性高血壓。患了原發性高血壓每天得吃降壓藥，吃了降壓藥，血壓就不高了，既簡單又方便。吃來吃去，降壓藥吃了十幾年，各種慢性病漸漸地增多了。

胃病越來越嚴重了，白內障越來越厲害了，夜尿次數比以前增多了，胸口憋氣也越來越頻繁了。十幾年來，每天吃點兒藥，藥是治病的，是藥就有一定的毒副作用，這點兒毒副作用每天都扔一點兒在胃裏面，首先損傷的就是胃，漸漸地形成慢性胃病。

患有高血壓的人會出現不同程度的白內障，患白內障的原因是眼底動脈硬化了，導致眼部代謝出現問題。有的中老年人夜尿次數增多了，出現前列腺炎，是微循環或腎動脈硬化了。還有的胸口憋氣是心臟出現了缺血、缺氧，是心臟冠狀動脈硬化了。

中老年人的血壓增高和前面章節談到的骨質增生都是一種自我保護性反應，隨著年齡的增長，血管壁逐漸增厚，血管的彈性減退，血管內部管腔變小，因此心肌要加大收縮力，增加壓力驅動血液通過。此時會出現頭痛或頭暈，這些現象是腦壓增高的表現。

腦壓增高了，可能導致腦動脈破裂，出現腦出血。因此需要吃降壓藥來控制血壓。但是降壓藥控制不了併發症，降壓藥由擴張血管或減慢血流速度達到降壓的目的，血管壁長期擴張會加速血管彈性的減退，減慢血流速度會出現血管栓塞的現象。

如果我們把大動脈血管比作長江，而小動脈血管就像河流，小河溝渠如同毛細血管。如果長江長年得不到檢修，有可能出現河道狹窄，導致水流量增高，如同血壓增高。採取的辦法有阻有疏，在江河中築一個水壩阻擋一部分水流量，雖然減緩了水流量，但小河溝渠的水供不上莊稼使用，也有可能因阻而造成水流過猛推倒水壩，造成嚴重的後果，如同腦出血。

千百年來，中國人對治理水有著豐富的經驗，從大禹治水到現代化治水，都是以疏通為主，每年政府都會安排修建疏通河道，確保通暢，以備洪水或旱災來襲。

一位姓王的老先生患高血壓十幾年，每天吃降壓藥，自從患了高血壓後，每天堅持晨練 1 個小時，圍著小城走半圈，風雨無阻。現在降壓藥穩定不了血壓，時常感到頭痛、頭暈，老王急了，聽說拔罐能調理血壓，於是帶著試試看的態度，在我指導下邊吃降壓藥邊拔罐，1 個月後血壓漸漸地平穩了，又拔罐 3 個月，在不吃降壓藥的情況下血壓基本正常。

老王不敢相信這是真的，停止拔罐 3 天，這 3 天每天測 3 次血壓，結果基本正常。王老說：「只要不吃藥，就是要我拔一輩子罐，也值得。」老王在長期拔罐中，胃病、前列腺炎和耳鳴漸漸地康復了。這裏要提醒的是，施行拔罐調理高血壓不可以立即停藥，可以由觀察血壓來逐

漸減少藥量。高血壓病是以體循環動脈血壓為主要臨床特徵，成年人收縮壓 ≥140 毫米汞柱（18.6 千帕），舒張壓 ≥90 毫米汞柱（12.0 千帕），排除繼發性高血壓，並伴有頭疼、頭暈、耳鳴、健忘、失眠、心悸等，即可確診為原發性高血壓病。

從脊柱病因來看，當頸部受寒涼、外傷及頸椎發生退行性病變後，頸椎的平衡被破壞，局部組織會僵硬、痙攣或鬆弛等，直接或間接地壓迫或刺激頸交感神經或椎動脈，引起腦部供血不足，導致中樞性血壓異常。尤其是第 1、2、3 頸椎錯位，交感神經的興奮性增高，心跳也加快，冠狀動脈舒張，血壓也隨之升高；第 5、6 頸椎病變後，椎體附近的頸動脈受到刺激，也會導致血壓升高，並會引起胸悶、氣短、心律失常等症狀。

▲怎樣透過中醫自然療法來調理高血壓

首先，患者採取俯臥位，全身放鬆，術者立於床邊，用、揉法等自頸肩、胸腰背、臀、股、小腿按摩至足跟，主要放鬆和溫通足太陽膀胱經。

反覆 3 ～ 5 次，再以拇指指腹或手掌根沿脊柱兩側的華佗夾脊穴自上而下順推至腰骶部，或順足太陽膀胱經自上而下反覆推擦、搓揉，以頸、胸椎夾脊穴及脊柱兩側的軟組織為重點，直至皮膚紅透發熱感為度。

以上手法 10 ～ 15 分鐘。

其次，配合刮痧、拔罐、溫灸等方法綜合治療。主要採用背部溫灸、刮痧、排罐療法，包括膀胱經、督脈、華佗夾脊穴（圖30）。

背部溫灸、刮痧、排罐療法可調理五臟六腑之平衡，陰陽平衡乃健康。由背部治療達到局部淺表層組織被動充

血，使局部血管擴張，增強血流量，直接改善微循環，好比把長江裏的水直接調到田園裏，其一緩解了長江的高位水，其二得到水的滋潤。同時增強血管的滲透性及白細胞的吞噬能力，從而提高人體免疫力。

背部排罐療法同時疏通膀胱經、督脈及華佗夾脊穴等主要經脈，如同疏通了長江，解決了全域問題。背部排罐方法有幾種，可以輪流排罐，也可以群罐齊拔。根據不同年齡、不同體質和病情的不同，綜合考慮增減拔罐的數量。

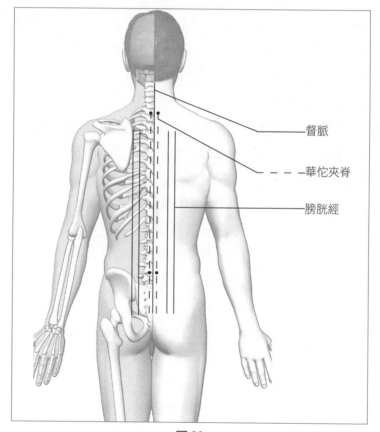

督脈

華佗夾脊

膀胱經

圖30

> ### 貼心提示
>
> 　　怎樣才能做到不患高血壓或減輕高血壓的發病率？
>
> 　　有的老年人認為患了高血壓有可能是運動量過少，由大量運動來減少體內的脂肪，有益血壓的平穩。其實過度的運動根本不適合中老年人，患高血壓的中老年人大多數有氣血虧虛和腎氣不足的現象，過度的運動導致氣血輸送到四肢，而心臟處於缺血、缺氧的狀態。作為中老年人，要做適合自己的運動，每天持之以恆地堅持下去。超負荷的運動、劇烈的運動都不適合中老年人。打太極和慢步走較適合中老年人。鍛鍊身體也有時間段，有的時間段不適合運動，如早晨 6～9 點，不適合患有高血壓的人鍛鍊，這個時段是心腦血管疾病的高發時間。

2. 血壓過低誰之過

　　成年人動脈收縮壓 ≤90 毫米汞柱（12.6 千帕）、舒張壓 ≤60 毫米汞柱（8.0 千帕）即為低血壓。低血壓分為急性和慢性兩種。急性低血壓須送醫院急救，不適合使用自然療法。

　　現代人低血壓患病人群相對少於高血壓人群，患有高血壓的人大多數透過服用降壓藥來控制血壓，而患有低血壓的人有的不做任何處理，任其病情發展，有的人有十幾年甚至有幾十年的低血壓病史，很多人認為患有低血壓不

像高血壓一樣有危險，其實這種想法是錯誤的，高血壓會併發心絞痛、腦梗塞等症。低血壓同樣是有危險的，低血壓會引起腦供血不足，造成腦細胞壞死，出現記憶力減退，也會加速動脈硬化，出現血栓。

我治療過一位低血壓的男士，他現已退休，是一位西醫的外科醫生，這位男士年輕時就患有低血壓，低血壓病史長達 30 多年，有一次剛剛給一位病人做完手術就因勞累過度而暈倒在手術室內。後來經由他老伴的介紹瞭解並實施中醫自然療法進行調理，血壓漸漸地升起來了，氣色也紅潤多了。

低血壓的直接表現是氣不足，氣為血之帥，血的運行靠氣的推動，氣不足則血推動無力，出現低血壓。造成氣虛的原因是血，血為氣之母，血流失過多，會造成氣虛，氣虛又導致推動血無力，出現低血壓。如產婦失血過多會導致血壓過低而出現休克，古代有的產婦在生產的時候，嘴裏含著參片，參有補氣的作用，因為氣是血之帥，氣又有統血的作用，含著參片有止血的作用。血是攝入的食物經脾和胃的消化吸收而生成的水穀精微，所以說脾和胃是氣血生化之源。

有一位姓朱的老太太，是位退休老幹部，現已 70 多歲，低血壓病史有十幾年，而且還有萎縮性胃炎。老太太施用多種方法調養，現在氣色還說得過去，但是血壓遲遲未能升上來。老太太說過，低血壓不像高血壓有藥吃，市場上沒有治它的藥。中醫治病求本，找根源，找到低血壓的根本原因，順藤摸瓜，摸到瓜蒂，摘瓜是輕而易舉的事情。朱太太透過中醫自然療法調理後，十幾年的低血壓很快恢復正常了。

從脊柱病因來看，當頸部受寒涼、外傷及頸椎發生退行性病變後，頸椎的平衡被破壞，局部組織會僵硬、痙攣或鬆弛等，直接或間接地壓迫或刺激頸交感神經或椎動脈，尤其是第5、6、7頸椎病變後，椎體附近的頸動脈或神經受到壓迫抑制後，導致血壓偏低，並會引起胸悶、氣短、心律失常等症狀表現。

　　▲怎樣透過中醫自然療法來調理高血壓

　　首先，患者採取俯臥位，全身放鬆，術者立於床邊，用、揉法等自頸肩、胸腰背、臀、股、小腿按摩至足跟，主要放鬆和溫通足太陽膀胱經。

　　反覆3～5次，再以拇指指腹或手掌根沿脊柱兩側的華佗夾脊穴自上而下順推至腰骶部，或順足太陽膀胱經自上而下反覆推擦、搓揉，以頸、胸椎夾脊穴及脊柱兩側的軟組織為重點，直至皮膚紅透有發熱感為度。

　　以上手法10～15分鐘。

　　其次，配合刮痧、拔罐、溫灸等方法綜合治療（圖

貼 心 提 示

　　怎樣才能做到不患低血壓或減輕低血壓的程度呢？

　　吃喝拉撒睡是生活中最基本的元素。在《黃帝內經》中記載：「五穀為養，五果為助，五畜為益，五菜為充，氣味合而服之中，以補益精氣。」心理通暢有助於睡眠、大小便通暢。因此做好吃喝拉撒睡這五個字既不會患高血壓也不會患低血壓。

31）。

　　【**方法 1**】氣血生化之源於脾胃，因此脾胃的調理至關重要。參考胃部疾病拔罐療法。

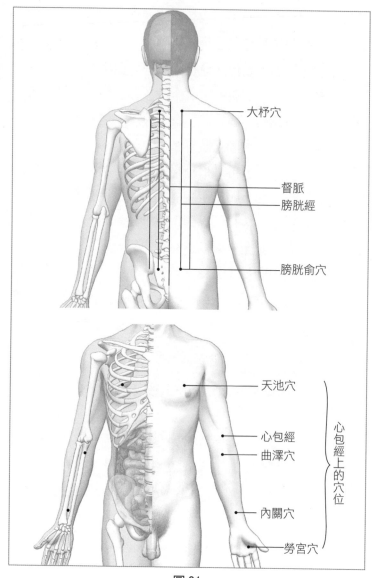

大杼穴

督脈
膀胱經

膀胱俞穴

天池穴

心包經
曲澤穴

心包經上的穴位

內關穴

勞宮穴

圖 31

【方法2】先在**督脈、膀胱經**從上至下來回走罐，局部皮膚呈紅紫色痧點為宜。然後背部膀胱經從**大杼穴**至**膀胱俞穴**排罐。

【方法3】敲打心包經，五行之中心屬於火，胃屬於土，按生剋之理，火生土。敲打心包經或在心包經上的穴位刮痧，有益心包經通暢。

3. 患有心臟病未必是心臟本身出了問題

近幾年，冠心病越來越向低齡化發展，冠心病是冠狀動脈粥樣硬化性心臟病的簡稱，是動脈衰老的表現。有一句話說得好：讓60歲的人擁有30歲的心態。現在，有的人30歲擁有60歲的心臟。十幾歲血脂、體重超標，二十幾歲患有脂肪肝、高血壓，三十幾歲患有心絞痛、冠心病，四十來歲事業爬上了山峰，而生命滑向了谷底。

有一位男士姓吳，說自己患有肩周炎，想透過拔罐來治療。他說從後背至左肩胛骨時常疼痛，有時由左臂內側直達小指和無名指，呈放射性的疼痛。

吳先生說的發病情況似乎與肩周炎相同，看其嘴唇發紫，耳輪有皺，其實是有心臟缺血的表現，耳輪發皺是動脈硬化的徵兆。疼痛部位又是左肩胛骨部位，有可能是冠心病引起的心絞痛反射至後背或肩胛骨。為了進一步明確診斷，可以在心經的少海穴敲打數次，看是否有一股電流傳入手指。如果沒有，可能是心經不通了，心臟已經開始出毛病了。

吳先生得知自己有可能不是肩周炎，立即從口袋裏取出一瓶速效救心丸。冠狀動脈發生粥樣硬化或痙攣可使管腔狹窄或閉塞而導致心肌缺血、缺氧，引發心絞痛或心律

不整等症狀。而速效救心丸能快速擴張冠狀動脈血管，減輕危險。

很多人年紀輕輕就患有冠心病，其實不是心臟過早地衰老，而是心臟的工作量增大，並且在生活習慣上有意無意地傷害它，但它一時一刻都不能休息，即便患了病也是帶病上班。

現代人應酬多，脂肪超標，垃圾過多堆積於腸道內，形成毒素，由血液帶到人體的各個部位，同樣也帶給了心臟，心臟使用著不乾不淨的血液，也是引發心臟病的重要原因之一。早期的心臟病不是心臟本身出了問題，而是血脂高、血液黏稠，血液當中存在許多有害的物質，從而發生供血不足、心肌勞損、栓塞、梗塞。因此，清除血管中的毒素是義不容辭的事，單純地擴張血管是治標不治本。如果我們懂得勞逸結合，放鬆精神，減少應酬，改變一下生活方式，相信心臟也會年輕許多。

像吳先生這樣患有冠心病，有可能會引起急性發作，很危險，在救護車還沒來到之前，可以實施一些自救方法。通過中醫的方法，一般會立即收到效果，由強刺激人中穴、內關穴、間使穴來自救，人中穴是督脈、手足陽明經交會穴，又稱鬼市，強按人中穴能驅鬼救人，因此用鬼市為名來形容人中穴的神奇療效。

心包經是心臟的保衛軍，內關穴是心包經的重要穴位，心包經上的另一個重要穴位是間使穴，又稱鬼路，療效也非常神奇。當心臟血管出現危險症狀的時候，在醫生還沒來之前，可以把這三個穴位當成救生符來自救。

我在吳先生的內關穴和間使穴上刮了一下痧，呈紫黑色痧斑，顏色發暗，可見心包經早已瘀阻不通。又在心臟

對應的後背肩胛骨處刮痧，然後再拔了幾個罐，也呈紫黑色，下罐後他感覺舒服多了。我告訴他經常用中醫的刮痧、拔罐、推拿等療法，整體調理身體，持之以恆，心臟疾病的發病率肯定會有所減輕，身體逐漸走向康復。

從脊柱病因來看，頸椎及上段胸椎出現病變，會壓迫或刺激頸部的脊神經後根或頸交感神經，影響到血管的舒縮功能，導致血管平滑肌收縮，引起冠狀動脈管腔痙攣、缺血、缺氧，出現心絞痛、心慌、胸悶、氣短等症狀。

▲怎樣透過中醫自然療法來調理冠心病

首先，患者採取俯臥位，全身放鬆，術者立於床邊，用、揉法等自頸肩、胸腰背、臀、股、小腿按摩至足跟，主要放鬆和溫通足太陽膀胱經。

反覆 3 ～ 5 次，再以拇指指腹或手掌根沿脊柱兩側的華佗夾脊穴自上而下順推至腰骶部，或順足太陽膀胱經自上而下反覆推擦、搓揉，以頸、胸椎夾脊穴及脊柱兩側的軟組織為重點，直至皮膚紅透有發熱感為度。

以上手法 10 ～ 15 分鐘。

其次，配合刮痧、拔罐、溫灸等方法綜合治療。

【方法 1】大椎穴、脾俞穴、肝俞穴、神道穴、肺俞穴、腎俞穴、心俞穴、膈俞穴，先刮痧後拔罐，具有調整五臟六腑的功能，增強代謝，淨化血液。

【方法 2】配合期門穴、中脘穴、華蓋穴、巨闕穴、氣海穴、關元穴、腹結穴進行調理，有助於腸胃消化吸收，並且排除腸道中的毒素，起到排腸毒、淨血毒的目的。

【方法 3】經常點壓或拔罐於內關穴、合谷穴、勞宮穴、郄門穴、曲澤穴、足三里穴，能起到保健保養的作用

　　冠心病患者初次使用拔罐來調理，應以少量罐開始，待拔幾次適應後，再逐漸地增加罐的數量。

健康養生從脊柱開始——中醫自然療法治百病

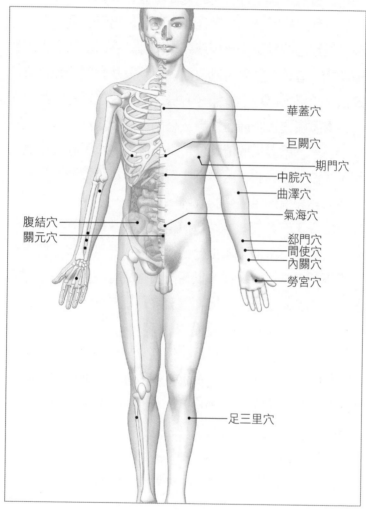

華蓋穴

巨闕穴

期門穴

中脘穴

曲澤穴

氣海穴

腹結穴

關元穴

郄門穴

間使穴

內關穴

勞宮穴

足三里穴

圖 32

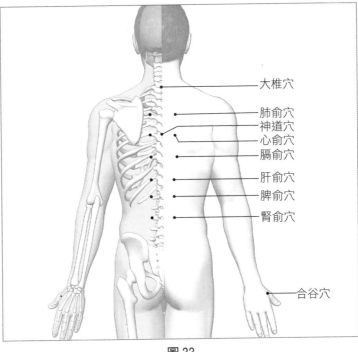

大椎穴

肺俞穴
神道穴
心俞穴
膈俞穴

肝俞穴

脾俞穴

腎俞穴

合谷穴

圖 33

貼心提示

怎樣才能做到不患冠心病或少復發呢？

減少冠心病的發生，生活和飲食習慣很重要。中醫養生認為食不過午，而現代有的人經常早晨不吃早餐，半夜三更吃夜宵，吃出高血脂、脂肪肝、高血壓、肥胖症，這些病症都是引發冠心病的導火索。患有冠心病的人經常進行背部排罐能有效地減少疾病的復發，背部排罐可有效治療和預防 100 多種疾病。選擇一種適合自己的鍛鍊項目進行科學鍛鍊，對預防心腦血管疾病的發生有很大的幫助。

五 神經系統與內分泌系統疾病

 ## 1. 失眠須從源頭抓起

正常人的睡眠時間為 8 小時左右，根據年齡不同也有相應的區別，嬰幼兒一天睡 10 多個小時是正常的，有的老年人睡眠 6 個小時左右也屬正常。睡眠的關鍵在於品質，不要刻意地追求時間的多少，有的老人睡五六個小時，第二天起床後精力充沛，而有的老人睡 8 個多小時，起床後腰膝酸軟，渾身無力。

引起失眠的原因有很多種，失眠的表現也有所不同，有的人整夜似睡非睡，也有的人一晚上醒數次，還有的人醒了就睡不著，一直等到天亮。大多數人都曾有過失眠的經歷，換一間屋室、睡衣穿得過緊、室外有雜音等都有可能引起失眠，像這些外在原因引起的失眠，可以歸納為對環境不習慣，適應了環境，失眠就隨之消失了。

失眠會影響人的生活和工作品質，特別是患有頑固性失眠症的人。因諸多因素，現代人失眠現象極為普遍，引起許多醫家和學者的重視，透過心理、醫療、生活、保健等各個方面去解決失眠的問題。但是仍然有一部分人存在頑固性失眠，採取各種方法也很難解決失眠症，這些失眠症狀有可能是因某個臟腑病變而引起的，如胃腑、小腸和心臟等出了問題會引起頑固性的失眠，像這類頑固性的失眠如果不從根源上入手，失眠症狀很難消除。

中醫有「胃不和，臥不安」之說，胃有不同程度的疾病是誘發失眠的重要因素。要擁有一個良好的睡眠，必須先調理好胃腸，並且要好好地保養它。

　　我遇到一位姓俞的女士，她的睡眠品質非常差，失眠史有半年之久，有一次長達十多天幾乎沒有睡覺。因失眠的折磨，俞女士的情緒非常低落沮喪。老百姓有句話說得好，白天吃頭豬不如晚上一覺呼。正常的睡眠不僅能使身體得到充分的休息，而且也是一種享受。俞女士因為失眠，精神也有些錯亂，子女們怕俞女士有心事，天天過來問候她，然而俞女士的失眠症絲毫沒有改變。在談話中她說到一個怪現象，每次燒菜做飯的時候，都感到胃特別舒服，去醫院檢查也沒發現什麼問題。

　　俞女士說到這兒，我想到她的失眠與胃可能有關係，我用罐在俞女士的中脘穴拔上一罐，腹結穴上配拔兩罐，等下罐後，觸皮溫像冰塊似的。由罐療診斷可見俞女士有嚴重的胃寒。

　　為什麼俞女士在燒菜做飯的時候胃就舒服些呢？燒菜做飯時，鍋的熱度正靠近胃部，寒者遇熱則減，寒冷的胃部遇到熱氣頓感舒服。找到病源，施行拔罐排除體內風寒，風寒排盡，胃寒症狀隨之消失，失眠不治而癒。

　　慢性腸炎也是引起失眠的罪魁禍首，小腸與心互為表裏，小腸有疾病也會影響到心，當然心有毛病也會影響到小腸。心主神志，如果心主神志的生理功能異常，即可出現失眠、多夢。患有慢性腸炎的人大多數伴有不同程度的睡眠品質問題，長期睡眠品質跟不上，會引起機體免疫力的降低，容易引起各種疾病的發生發展。

　　治病求本，找根源，治療慢性腸炎是解決失眠症的首

要任務，慢性腸炎的調理療程長，需要有一定的耐心。除此之外，心腦血管疾病也會引起心臟發生實質性的病變，透過推拿、刮痧、拔罐及藥物治療來打通相應的經絡會減少失眠症狀的出現。

從脊柱病因來看，上段頸椎、頸胸椎交界處發生錯位時，就可能導致失眠。第 1～3 頸椎錯位會出現白天精神疲憊、頭昏腦脹、易瞌睡，但臥床又難以入睡；頸胸交界處脊椎錯位，可見多夢易醒、心悸、心慌、胸悶、氣短，伴多汗、上肢無力、手部怕冷等表現；第 5～8 胸椎錯位時，可出現夜間突然醒來、多夢、噁心、噯氣、飽脹感等。如果頸部肌肉痙攣、僵硬狀態，導致頸椎的生理曲度發生改變，使頸部的神經、血管等軟組織受到牽拉刺激或壓迫，造成交感神經功能紊亂或血管痙攣，使腦部的供血受到一定的影響，中樞神經興奮、也會導致失眠。

▲怎樣透過中醫自然療法來調理失眠症

首先，患者採取俯臥位，全身放鬆，術者立於床邊，用、揉法等自頸肩、胸腰背、臀、股、小腿按摩至足跟，主要放鬆和溫通足太陽膀胱經。

反覆 3～5 次，再以拇指指腹或手掌根沿脊柱兩側的華佗夾脊穴自上而下順推至腰骶部，或順足太陽膀胱經自上而下反覆推擦、搓揉，以頸、胸椎夾脊穴及脊柱兩側的軟組織為重點，直至皮膚紅透、有發熱感為度。

以上手法 10～15 分鐘。

其次，配合刮痧、拔罐、溫灸等方法綜合治療。

刮痧、拔罐、艾灸能有效地治療胃腸疾病，對治療失眠有一定的作用。因胃腸疾病引起的失眠，首先應調理胃腸疾病（參照有關胃、腸的章節）。氣血不足和心臟的衰

老或病變也是引起失眠的原因之一，多發病於中老年人。

【**方法1**】透過背部刮痧、排罐來調理五臟六腑，打通經脈，改善氣血不足是行之有效的方法。

【**方法2**】配拔**大椎穴**、**神道穴**、**腰俞穴**，實踐證明，這三大穴位對治療失眠有非常好的療效。

【**方法3**】刮痧或敲打心包經的穴位有**勞宮穴**、**大陵穴**、**內關穴**、**間使穴**、**郄門穴**、**曲澤穴**、**天泉穴**，對心臟有一定的保護作用（圖34）。

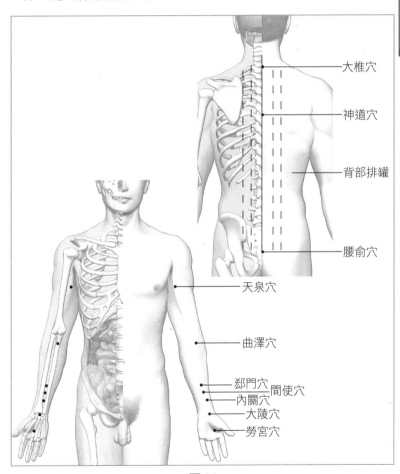

大椎穴

神道穴

背部排罐

腰俞穴

天泉穴

曲澤穴

郄門穴
間使穴
內關穴
大陵穴
勞宮穴

圖34

> **貼心提示**
>
> **怎樣做到不患失眠或減輕失眠呢？**
>
> 　　日有所思，夜有所夢，減輕心理壓力會減少一部分失眠症的發生。心態平和，知足常樂，勞逸結合，起居有常，生活最基本的因素是吃喝拉撒睡，把最基礎的五個字做好才能追求更高層次的精神生活。

2. 頭痛大多數是風邪在作怪

　　頭痛是指頭局部或全頭以疼痛為主的疾病，頭痛涉及的範圍很廣，內科、外科、神經科、精神科、五官科等各種疾病都有可能引起頭痛。中醫自然療法對治療風寒引起的頭痛療效顯著。風邪是屬於陽邪，具有升發、向上、向外的特性，「巔高之上，惟風可到」，所以風邪侵襲體內，常常傷及到人體的上部，如頭痛，《素問・太陰陽明論》說：「傷於風者，上先受之」。民間習俗產婦坐月子頭裹毛巾或戴帽子可以防風寒濕邪乘虛侵入體內，這種做法是非常有道理的。

　　有一位姓周的女士，40多歲，自述患頭痛病十幾年，時常感到一側疼痛得厲害，疼痛時左時右，有時跳痛或掣痛，遇風吹或心情壓抑的時候更為嚴重。十幾年來採用過多種方法未能治好，後來聽說刮痧、拔罐、推拿對治療頭痛有幫助，周女士想試一試。周女士問頭部被頭髮所覆蓋，是否可以施行刮痧、拔罐來調理呢？其實拔罐療法治療風寒引起的各種疾病療效顯著，大多數疾病可以在病

灶部位進行拔罐治療，對於頭痛疾病，病灶部位被頭髮所覆蓋，根據經絡的分佈和疼痛的部位可以辨證出哪條經絡受瘀阻。無須剃去頭髮，可以從其他部位實施拔罐治療，同樣可達到治療的目的。

頭痛按部位可以分為太陽經頭痛、前額頭痛、巔頂頭痛三個部位。因不同部位分佈的經絡也有所不同，病邪引起的疼痛可以用打通相應的經絡來達到治療的目的。

太陽經部位頭痛：

風寒之邪侵入太陽之脈，足太陽膀胱經行經路線「其支者，從巔絡腦，還出別下項，下挾脊抵腰中」。經脈受風寒則引起脈絡蜷縮拘急，經脈不通，氣血澀阻，故出現頭痛連項背。其表現為頭痛時作，痛連項背，惡風畏寒，遇風寒加重或周身關節疼，或發熱、流涕等症狀。

前額部位頭痛：

前額痛多由陽明胃熱所致。足陽明胃經「從耳前過客主人，循髮際，至額前顱」。故陽明胃經失和，脈塞澀阻，可引發前額疼痛。

巔頂部位頭痛：

巔頂頭痛為厥陰肝經受風寒之邪所致或肝陽上亢上擾清竅引發此症。風寒隨經上逆上擾清陽或肝陽獨亢，造成氣血逆亂。頭痛以巔頂為主，伴有乾嘔、吐涎沫等。

由疼痛的部位可以看出，像周女士所患一側疼痛屬於太陽膀胱經受風寒而引起的頭痛，可在背部尋找膀胱經行經路線進行刮痧、拔罐推拿治療。經過一段時間的調理，周女士的頭痛漸漸消失了。膀胱經是人體最長的一條經脈，如果不及時地調理，風寒濕邪隨膀胱經運行全身可引起多處關節疼痛。

除顱內占位性病變和顱外傷所引起的頭痛不宜用拔罐治療外，其他不明原因的頭痛皆可以由背部膀胱經刮痧、排罐進行調理，往往會收到不錯的療效。

從脊柱病因來看，第1、2、3頸椎的錯位會引起頭疼的發作。如果頸部肌肉處於痙攣、僵硬狀態，導致頸椎的生理曲度發生改變，使頸部的神經、血管等軟組織受到牽拉、刺激或壓迫，造成交感神經功能紊亂或血管痙攣，使腦部的供血受到一定的影響，也會引起頭疼的發作。

▲怎樣透過中醫自然療法來調理頭痛

首先，患者採取俯臥位，全身放鬆，術者立於床邊，用、揉法等自頸肩、胸腰背、臀、股、小腿按摩至足跟，主要放鬆和溫通足太陽膀胱經。

反覆3～5次，再以拇指指腹或手掌根沿脊柱兩側的華佗夾脊穴自上而下順推至腰骶部，或順足太陽膀胱經自上而下反覆推擦、搓揉，以頸、胸椎夾脊穴及脊柱兩側的軟組織為重點，直至皮膚紅透發熱感為度。

以上手法10～15分鐘。

其次配合刮痧、拔罐、溫灸等方法綜合治療。

【方法1】風寒引起的太陽經頭痛採用**背部膀胱經**排罐療法即能起到很好的療效。

【方法2】風寒引起的前額部位頭痛，選拔巨闕穴、上脘穴、中脘穴、下脘穴及足陽明胃經的**不容穴至氣衝穴**排罐，前額部位也要拔罐。大多數患者在前額部位拔罐後，即可感覺頭疼緩解好多。

【方法3】風寒引起的巔頂部位頭痛，頭為諸陽之會，肝主疏泄，肝鬱日久，厥陰風火乃能逆上作痛，形成頭痛，皆由清陽不升、火風乘虛上入所致。選取**期門**

穴、章門穴、蠡溝穴、太衝穴等穴位來疏通厥陰肝經（圖
35、36）。

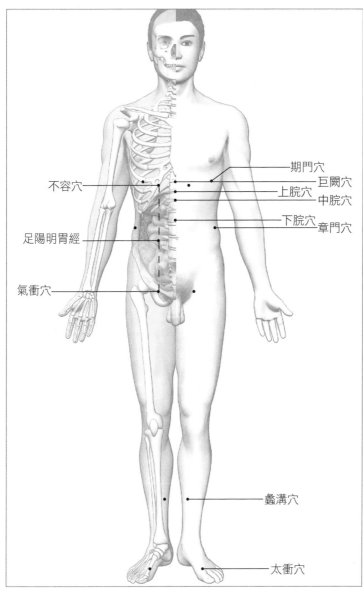

不容穴

足陽明胃經

氣衝穴

期門穴
巨闕穴
上脘穴
中脘穴
下脘穴
章門穴

蠡溝穴

太衝穴

圖 35

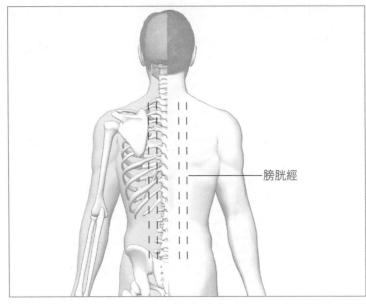

膀胱經

圖36

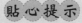

貼心提示

怎樣才能做到不患風寒性頭痛或少患頭痛呢？

　　頭痛相對來說女性多於男性，女性在月經期、產褥期、更年期，生理上有明顯的改變，應注意休息和保暖。正氣不足時，邪氣會乘虛而入，平時要注意勞逸結合，增強體質，達到正氣存內邪不可干的目的。

3. 坐骨神經痛的起因是不通

坐骨神經痛是最常見的腰腿部疼痛性疾病，主要是由腰椎間盤突出症和腰椎骨質增生而壓迫坐骨神經。《靈樞·經脈》記載，足太陽經膀胱、足陽明胃經、足少陽膽經，凡是足三陽經外感和內傷之邪皆可以導致經氣受阻，氣血運行不暢，從而產生疼痛。

疼痛沿坐骨神經通路，多從臀部或髖部開始，向下沿大腿後面、膕窩、小腿外側向遠端擴散。在持續性鈍痛的基礎上，有發作性加劇的燒灼樣或針刺樣疼痛。根性坐骨神經痛常因咳嗽、噴嚏、彎腰、震動而加劇；取臥位時疼痛減輕，坐位常較行走時更為不適。

刮痧、拔罐、艾灸、針刺、推拿治療疼痛性疾病較有優勢，因此運動系統的疼痛性疾病施行中醫自然療法調理的最為多見，坐骨神經疼痛以腰椎間盤突出或增生壓迫最為多見，因此以中醫方法來治療坐骨神經痛的病例很多。中醫認為坐骨神經疼痛以風、寒、濕、熱、瘀、虛六者致疾較多。受風邪瘀阻經絡時會痛無定處，時輕時重；受寒邪瘀阻經絡時疼處固定不移，遇寒冷陰濕則重，得濕痛減，難以俯仰轉側，形寒肢冷；受溫邪瘀阻經絡時疼痛重著不移，下肢沉重或皮膚麻木，遇陰雨冷濕加重；受濕熱瘀阻經絡時灼熱疼痛，熱天及雨天加重，得冷稍減或活動後減輕，或見發熱；受瘀血阻滯經絡時疼痛劇烈，狀如錐刺，痛處固定、拒按，難以俯仰轉側，動則痛甚，日輕夜重；因腎虛失養時疼痛綿綿，休息後稍減，勞累後加重，腰膝酸軟無力或見頭暈、短氣、耳鳴、脫髮、牙齒鬆動、遺精、陽痿、月經不調。

從脊柱病因來看，坐骨神經痛多與第4、第5腰椎的錯位、刺激或壓迫第4、第5腰椎神經根有直接關係。

▲怎樣透過中醫自然療法來調理坐骨神經痛

首先，患者採取俯臥位，全身放鬆，術者立於床邊，用、揉法等自頸肩、胸腰背、臀、股、小腿按摩至足跟，主要放鬆和溫通足太陽膀胱經。

反覆3～5次，再以拇指指腹或手掌根沿脊柱兩側的華佗夾脊穴自上而下順推至腰骶部，或順足太陽膀胱經自上而下反覆推擦、搓揉，以腰椎、骶椎的夾脊穴及脊柱兩側的軟組織為重點，直至皮膚紅透、有發熱感為度。

以上手法10～15分鐘。

其次，配合刮痧、拔罐、溫灸等方法綜合治療。

刮痧、拔罐治療坐骨神經痛的方法易學易懂，坐骨神經痛放射在哪條經絡，就沿著哪條經絡刮痧、拔罐。坐骨神經痛的治療期因人而異，根據病情而定，有連拔3次罐就不疼的，也有的人躺在床上通過幾次拔罐就可以下床走路，大多數人拔1次都能見到效果。

【方法1】阿是穴拔罐療法，哪裏疼痛在哪裏拔罐，一般來說疼痛部位正是瘀阻不通的部位。

【方法2】受壓迫的坐骨神經部位和程度不同，有時會出現麻木或失去知覺，找出瘀阻不通的部位，可以沿經或疼痛部位進行刮痧、拔罐。

【方法3】腰為腎之府，腎主管腰及下肢，經久不癒的腰腿疼痛可以透過腰部刮痧、拔罐，選取的穴位為**命門穴、腰陽關穴、腰俞穴、腎俞穴、關元俞穴**等（圖37）。

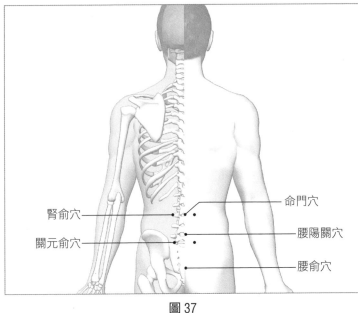

命門穴

腎俞穴

腰陽關穴

關元俞穴

腰俞穴

圖37

貼心提示

怎樣才能做到少患坐骨神經痛或不患坐骨神經痛？

坐骨神經痛可由多種疾病引發，真正做到少患或不患坐骨神經痛要從原發病入手。在治療坐骨神經痛期間要靜臥休養，平時要做到腰部保暖，防止受風寒、潮濕等外邪入侵。

4. 拔罐療法減肥行之有效

　　肥胖不僅會影響體型美，而且還是百病之源，肥胖者大多數伴有不同程度的脂肪肝和高血脂，過多的脂肪不僅堆積在腹部影響體型美，還給肝臟、血管和心臟帶來一定的負擔，久而久之，形成高血壓，甚至冠心病。

　　有的人只覺得肥胖體型嚴重影響形象，而不把它看成是一種病，試圖透過減肥的方法來改變身材，因此市場上出現了各種減肥方法。

　　我有一個朋友聽說吃荷葉減肥效果很好，結果減得面黃肌瘦；後來又改吃興奮劑減肥，結果弄得晚上睡不著覺；後來又聽說某某產品吃了可以立即減肥，結果弄得皮膚發乾，身體虛弱。當她放棄了這些減肥產品，馬上又胖了起來。

　　其實肥胖症是一種病理性反應，一味地追求三圍標準和控制體重使身材保持在資料測定的標準內是不科學的。為什麼這樣講呢？大家知道，每個人的骨骼粗細不同，骨密度也不盡相同，因此骨重量肯定不同，包括肌肉的密度與脂肪的分配比例也不相同，因此，身材的標準不能根據三圍與身高而定出標準。

　　其實每個人，有屬於自己的標準三圍資料，這個標準以什麼來衡量呢？應該用健康來衡量。當體質處在最佳狀態時的三圍資料是屬於自己的最佳三圍資料。而只有20% 的人認為肥胖是一種疾病，為了健康而去減肥，有80% 的人認為減肥是為了擁有一個好看的體型，因此，在減肥的過程中有的人盲目追求過瘦，從而失去健康，導致各種疾病的發生。

肥胖的人常掛在嘴邊的一句話：以前我吃得再多，身材還是很瘦，現在喝涼水都長肉。

其實胖與瘦是一對孿生姐妹，為什麼這樣講呢？過瘦的人與過胖的人都與脾胃虛有關係，脾胃虛會導致吸收不良，出現過瘦，另一種可能是脾主運化不足，導致脂肪堆積，堆積的脂肪得不到脾的充分運化，因此越聚越多，形成過胖的體型。

有的人透過吃荷葉來減肥，其實荷葉中含有一種叫荷葉素的物質，它具有阻礙營養吸收的功能，血的充沛靠脾胃吸收營養物質，因此吃荷葉會出現氣血雙虛，導致面黃肌瘦；有的人吃興奮劑弄得晚上不能睡覺，從而達到減肥的目的，其實失眠是美容的大敵；有的人服用具有腹瀉作用的草藥來減肥，其實腹瀉大多數是瀉掉體內的水分，細胞水分過多地流失會導致皮膚乾燥，失去彈性，提前衰老。因此，以上常用的減肥方法只治其標，不治其本。

拔罐減肥是很多人曾經減肥失敗之後的理性選擇，用拔罐療法來減肥之所以盛行起來是因為施行拔罐療法減肥無須擔心影響健康，並且還有保健養生的效果，在減肥的過程中，還能起到美容的作用。

有的人採用拔罐療法減肥，腰慢慢地細了，而體重沒有變，這又說明什麼呢？是腰部的脂肪減少了，而細胞的密度增強了，因此肌肉富有彈性，更突出了健康的曲線美。拔罐本身能起到健脾和胃的功效，具有雙向調節肥瘦的作用。

▲怎樣透過中醫自然療法來達到減肥的目的

首先，患者採取俯臥位，全身放鬆，術者立於床邊，用、揉法等自頸肩、胸腰背、臀、股、小腿按摩至足跟，

主要放鬆和溫通足太陽膀胱經。

反覆 3～5 次，再以拇指指腹或手掌根沿脊柱兩側的華佗夾脊穴自上而下順推至腰骶部，或順足太陽膀胱經自上而下反覆推擦、搓揉，以脊柱兩旁的夾脊穴及脊柱兩側的軟組織為重點，直至皮膚紅透、有發熱感為度。

以上手法 10～15 分鐘。

其次，配合刮痧、拔罐、溫灸等方法綜合治療。

【**方法 1**】透過調理胃腑來增強脾胃的吸收功能從而達到減肥的目的，選取任脈的上脘穴、中脘穴、下脘穴，配拔腹部的胃經穴位。

【**方法 2**】在**帶脈**（側臥帶脈在第 11 肋骨游離端直下與臍相平）上拔罐，有效地除去腰部脂肪的堆積。

【**方法 3**】配合期門穴、中脘穴、足三里穴、神闕穴、腹結穴拔罐（圖 38）。

貼 心 提 示

怎樣才能做到不患肥胖症和保持標準的體型呢？

現代肥胖症不僅是中年人的多發病，有的小孩也出現肥胖症，這些小孩大多數是飲食方面出現了不合理的搭配，導致過早的肥胖，血脂高等心腦血管病也過早地產生，不得不引起重視。

引起肥胖的另一個重要的現象是缺乏體力勞動，缺少運動，因此，多做體能運動具有增強體質、減少肥胖症發生的作用。

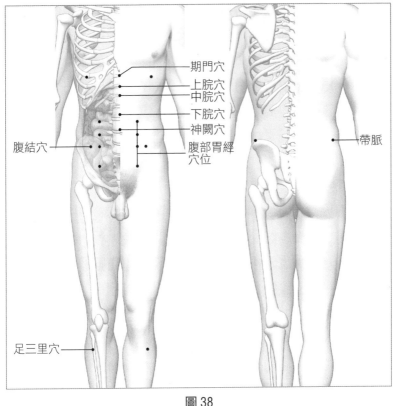

期門穴
上脘穴
中脘穴
下脘穴
神闕穴
腹部胃經穴位
腹結穴
帶脈
足三里穴

圖38

5. 天下第一痛──三叉神經痛

　　有一位年輕的女士聽說拔罐療法能治療痛症，抱著試試看的態度前來諮詢。她自述：「自家婆婆患有三叉神經痛多年，剛開始臉部一側陣發性的疼痛，後來愈演愈烈，一側臉部像電擊樣劇烈地疼痛。天天吃止痛藥，藥量越來越大，我們晚輩看著她那樣痛苦實在於心不忍。」

　　聽完這位女士的述說，我叫她在老太太臉部的相應部位進行拔罐，調理一段時間看看是否有所減輕。幾天之後，老太太的症狀明顯減輕。

三叉神經痛的疼痛劇烈，直接影響工作和學習，很多人患有三叉神經痛之後，被迫放棄工作全心治療疾病，有的人尋醫治病幾年，從而斷送了工作和學習的美好時光。有的人採用手術療法，切斷後的三叉神經用不了多久又會出現疼痛。甚至有的患者認為三叉神經痛猶如魔鬼，讓人痛不欲生，因此三叉神經痛被稱為疑難病症，號稱天下第一痛。

那麼中醫又是怎樣看待三叉神經痛呢？中醫認為三叉神經痛屬「偏頭痛」、「頭痛」、「面痛」等範疇。多因外邪侵襲，阻滯經絡或肝鬱化火，風火上擾所致，臨床分為寒痰阻絡和熱痰阻絡兩種。可見三叉神經痛雖然發病於面部，但得從整體觀念出發來尋找病因病機。

像老太太那樣常年靠吃止痛藥是解決不了根本問題的。老太太之所以透過拔罐療法能收到理想的效果，是因為拔罐能提高人體的正氣，打通經絡，排除體內風寒濕火等邪氣，從而起到通則不痛的作用，因此患有三叉神經痛的患者不妨實施拔罐來調理。因病情的深淺不同，調理時間也有所不同，實施拔罐療法應持之以恆，一般情況均能收到效果。

從脊柱病因來看，椎動脈的最大分支、小腦下後動脈的分支供應三叉神經脊髓束和三叉神經脊束核。當第 4 ～ 5 頸椎、第 5 ～ 6 頸椎出現異常時，會使頸部周圍的軟組織痙攣，受到炎症的刺激，甚至壓迫脊神經，導致交感神經叢供血的改變，或直接壓迫椎動脈，引起椎—基底動脈供血不足，從而影響到三叉神經脊髓束核脊束核，引發三叉神經痛。

▲怎樣透過中醫自然療法來調理三叉神經痛

首先，患者採取俯臥位，全身放鬆，術者立於床邊，用、揉法等自頸肩、胸腰背、臀、股、小腿按摩至足跟，主要放鬆和溫通足太陽膀胱經。

反覆 3～5 次，再以拇指指腹或手掌根沿脊柱兩側的華佗夾脊穴自上而下順推至腰骶部，或順足太陽膀胱經自上而下反覆推擦、搓揉，以頸椎的夾脊穴及脊柱兩側的軟組織為重點，直至皮膚紅透、有發熱感為度。

以上手法 10～15 分鐘。

其次，配合刮痧、拔罐、溫灸等方法綜合治療。

【方法1】採用拔罐療法治療三叉神經痛可以標本兼治，標是臉部的三叉神經痛發病部位，可以採用阿是穴罐療法，哪兒痛在哪兒拔罐。三叉神經分為眼支、上頜支和下頜支，選取的穴位是以疼痛處的太陽穴為主，三叉神經眼支痛加陽白穴；上頜支痛加四白穴；下頜支痛加下關穴、承漿穴。（圖 39）。

【方法2】中醫治病理論以整體觀念為重，以治病求本，背部排罐療法可有效地調理整體，提高身體的素質。

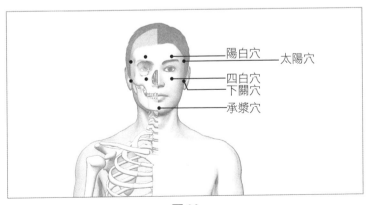

圖 39

貼心提示

怎樣才能做到少患或不患三叉神經痛呢？

改善體質，時常施行拔罐或自然療法來打通經絡，平常要注意睡眠，夜間要早睡，不要熬夜。採用拔罐療法治療時，應注意面部保暖，避風，忌食肥甘厚膩或刺激性的食物。

---

 6. 採用拔罐療法治療好多年的糖尿病

有幾次路過菜市場，我總能看見幾位透過拔罐治療疼痛的患者。

有一位老者姓魏，患有糖尿病多年，有次我路過菜市場看見老魏正走出來，手裏提著一塊豆腐往家走去。

又有一次見一位姓李的女士，她的菜籃子裏全是素食，她也是多年的糖尿病患者。

民以食為天，可見老年人患有糖尿病之後，連飲食都受影響，過著擔驚受怕的日子。

現代社會成了一個指標社會，很多人認為血糖超標了就是糖尿病。其實糖尿病的可怕之處不是在血糖和尿糖的指標上，一個正常的人喝下一杯糖水或一杯葡萄酒也有可能檢測出尿糖過高。血糖過高也不一定是糖尿病，糖尿病的危害是糖尿病的併發症。常見的糖尿病併發症有冠心病、腦血栓、動脈硬化等一系列併發症。為什麼糖尿病會出現併發症呢？因為糖尿病不僅僅是血糖高的問題，還有一個血糖的去向問題。

西醫認為給予降糖藥物，把血糖合成肝糖原，就平安

無事了。其實，在代謝過程中，降糖藥物把血糖也變成了脂肪，這些脂肪沉積在血管壁上，就造成了動脈硬化，也就必然造成栓塞。

　　前不久我和老魏、老李等幾個糖尿病患者談論如何施行拔罐療法來預防疼痛性疾病的發生。拔罐療法治痛幾千年，不僅治痛效果較理想，在保健、防病、治病方面涉及的更廣泛，如消化系統、呼吸系統等諸多科系上，實踐證明，中醫自然療法拔罐均能取得良好的效果，很多痛症利用自然療法調理後出現了奇蹟，很多患者在絕望中度過了許多年，重新收穫了健康，大家深深地感到中醫自然療法的神奇功效。

　　在談到各種疾病與飲食方面，老魏和老李，說起自己患糖尿病之後，什麼菜也不敢吃，苦不堪言。我想起前些日子在菜市場看到的也是如此，什麼菜也不敢買，老魏一塊豆腐，老李一盤素菜，真是沒有口福。

　　我給他們提了建議，何不採用中醫自然療法拔罐來試一試，我曾調理過幾位糖尿病患者，效果不錯，可惜現在不能請他們過來做見證人，給予鼓勵。其中的李女士說出了自己患糖尿病的痛苦歷程，確實也想施行拔罐療法試一試，我極力支持，她就勇敢嘗試了。

　　而老魏雖然以拔罐療法治癒了肩周炎，但對以拔罐療法來調理糖尿病還是有些置疑。於是回去打電話給在外學習的兒子，問其醫科大學裏面有沒有講到拔罐療法治療糖尿病的案例，兒子翻遍所有的書籍也沒有找到，老魏因此放棄了拔罐治療，很多人認為拔罐療法不可以用來調理糖尿病病人，當心拔出疱、拔出水，其實由實踐證明，糖尿病是可以拔罐的，最好不要採用點火的拔罐，以免被燙

傷。中醫稱糖尿病為消渴症，分為上消於肺、中消於胃和下消於腎，上消多飲、中消多食、下消多尿。老李不管消在何處，著重在肺區、胃區和腎區拔罐。

我告訴她，只要沒有打胰島素，胰臟功能是有機會恢復的。在老李長達3個月的調理後，奇蹟出現了，老李消瘦的身材慢慢變得勻稱好看了。

以拔罐療法治療痛症的病例很多，但用拔罐療法治療糖尿病的病例相對要少得多，只要有信心，就會收到一份健康的成果。

從脊柱病因來看，糖尿病的發病與第5～10胸椎向左側旋轉式錯位有關係。當胸椎錯位時，會影響支配胰腺的交感神經功能，或間接地抑制副交感神經的功能，使胰島素分泌下降，血糖升高，引發糖尿病。

▲怎樣透過中醫自然療法來調理糖尿病

首先，患者採取俯臥位，全身放鬆，術者立於床邊，用、揉法等自頸肩、胸腰背、臀、股、小腿按摩至足跟，主要放鬆和溫通足太陽膀胱經。

反覆3～5次，再以拇指指腹或手掌根沿脊柱兩側的華佗夾脊穴自上而下順推至腰骶部，或順足太陽膀胱經自上而下反覆推擦、搓揉，以第5～10胸椎兩側的軟組織為重點，直至皮膚紅透發熱、出痧點為度。

另外在第11、12胸椎棘突旁邊的脾俞穴、胃俞穴部位也要重點調理，因為人體的胰腺在胃、十二指腸後面，胰尾接近脾臟，糖尿病患者要重點調理此部位。

其椎體上下兩側的肌肉多有僵硬、繃緊的感覺及觸壓痛，以右側最明顯，觸之指下或刮痧板下肌肉有結節或條索狀物。

以上手法 10 ～ 15 分鐘。

其次，配合溫灸、刮痧及拔罐等療法。

【方法1】在肺部、胃部、腎部相對應的體表進行刮痧、拔罐。

【方法2】糖尿病是一種機體內胰島素分泌相對或絕對不足，引起糖、脂肪及蛋白質代謝功能紊亂的病症。因此糖尿病不是單一的疾病，它是整體出現了問題，施行溫灸、背部刮痧、排罐是有必要的，背部刮痧、拔罐、推拿可有效地調理五臟六腑，達到陰陽平衡的目的。一般原則上是先做溫灸、推拿、刮痧，最後拔罐。

【方法3】採用任何一種方法調理糖尿病，第 8 胸椎下，旁開 5 公分（1.5 寸）的胰俞穴都是必調的部位（圖40）。

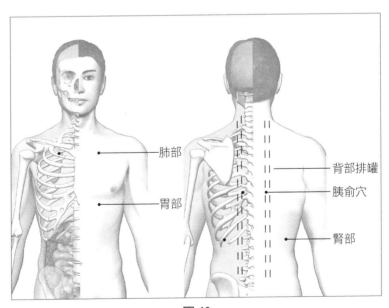

圖 40

貼心提示

怎樣才能做到少患糖尿病或不患糖尿病呢？

日常生活中要注意糖尿病的飲食，多吃五穀雜糧，五穀雜糧是很好的飲食黃金搭檔。適量的運動對於糖尿病患者還是很有必要的。由於糖尿病病人體質差，調理糖尿病使用的罐具、刮痧板等應嚴格消毒，以防交叉感染。

六 泌尿生殖系統疾病

1. 前列腺炎——男士的專利病

前列腺炎是常見的男性疾病，很多中老年人患有慢性前列腺炎後不以為是個病，以為是人老了就這樣了，尿嘀嘀啦啦是正常的。

當中老年人出現尿吃力、尿等待、尿淋漓不盡、尿路分叉、尿線變細、尿路末端經常會出現白色或黃色的分泌物、夜尿增多的時候，是微循環出現了問題，出現慢性前列腺炎、前列腺增生，經常感覺腰骶部、會陰部墜脹隱痛，也會導致性功能障礙。如果還不重視，有可能會壓迫尿道，出現尿路不暢，尿頻、尿急、尿痛等現象。

引起前列腺炎的原因很複雜，糖尿病也會引起前列腺炎，糖尿病的併發症是微循環障礙，也會引發前列腺炎。臨床上，糖尿病患者大多數有不同程度的前列腺炎。腎虛也是引起前列腺炎的重要原因之一，《諸病源候論》認為前列腺炎乃「臟氣虛虛，胞冷腎損」所致。前列腺炎可以運用保先天、養後天、通氣血之法調理，保先天之腎氣，養後天之胃氣，打通氣血經絡，改善微循環。

一位老者姓付，因前列腺炎而引起夫妻感情不和，付老夫婦都是 70 多歲的人了，付老患有前列腺炎之後，晚上夜尿四五次，引起一直淺睡多夢的老伴大為不滿，多次提醒付老夜裏起床輕點聲，而付老再怎麼輕聲輕腳，總會

弄出一點聲響。要嘛是在黑燈瞎火的屋裏碰了桌子，踢了板凳，發出聲音，讓老伴半夜不能入睡；要嘛是在半睡半醒中起床後，拖鞋的踢踏聲驚醒了老伴。

這幾年，前列腺炎夾在這對老夫婦中間，導致付老夫妻感情不和睦。付老聽說拔罐能調理前列腺炎，二話沒說選擇來試試看，實施拔罐療法一段時間後，夜尿明顯減少，一晚上頂多起床一兩次。付老夫婦又重歸於好，享受晚年的天倫之樂。

從脊柱病因來看，慢性前列腺炎與腰椎的錯位有關，尤其是第 1 腰椎、第 4、5 腰椎。其椎體上下兩側的肌肉多有僵硬、繃緊的感覺及觸壓痛，觸之指下或刮痧板下肌肉有結節或條索狀物。

▲怎樣透過中醫自然療法來調理前列腺炎

首先，患者採取俯臥位，全身放鬆，術者立於床邊，用、揉法等自頸肩、胸腰背、臀、股、小腿按摩至足跟，主要放鬆和溫通足太陽膀胱經。

反覆 3～5 次，再以拇指指腹或手掌根沿脊柱兩側的華佗夾脊穴自上而下順推至腰骶部，或順足太陽膀胱經自

貼心提示

怎樣才能做到少患前列腺炎或不患前列腺炎呢？

日常生活要有規律，起居有常，堅持適宜的體育鍛鍊；戒手淫、節房事有利於前列腺的健康；定期按摩前列腺，可有效地促進血液循環，有利於炎性分泌物的排除，對預防前列腺炎的發生有積極的意義。

上而下反覆推擦、搓揉，以腰椎、骶椎兩側的軟組織為重點，直至皮膚紅透發熱、出痧點為度。

以上手法 10 ～ 15 分鐘。

其次，配合溫灸、刮痧及拔罐（圖 41、42）等療法。

【**方法 1**】中老年患慢性前列腺炎的占多數，主要是與隨著年齡的增長、臟腑功能衰退有關。在腰部的腎臟對應的部位進行拔罐，選穴有**腎俞穴、膀胱俞穴、八髎穴、中極穴**。

【**方法 2**】常拔胃腑有助於提高胃氣，並配拔相關的胃經上的穴，選穴有**上脘穴、中脘穴、下脘穴、不容穴、天樞穴、足三里穴**。

【**方法 3**】透過敲打、拍打、按摩、拔罐等手段來打通四肢的經絡，起到改善微循環的作用。配拔（小腹部的穴位）有助於固元氣的作用，選穴是**氣海穴、關元穴、中極穴、水道穴**。

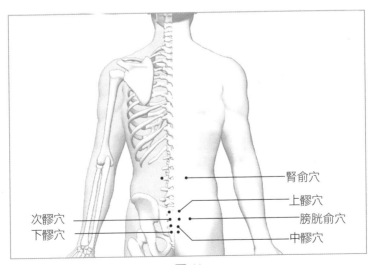

圖 41

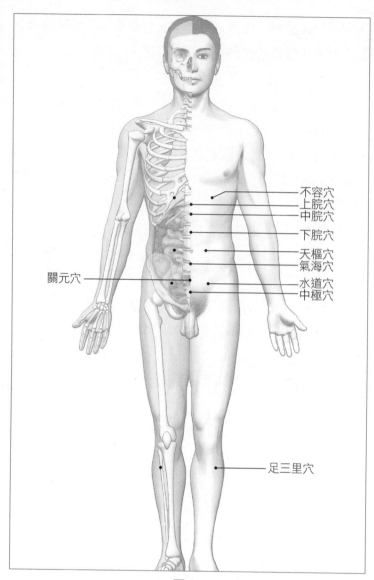

不容穴
上脘穴
中脘穴
下脘穴
天樞穴
氣海穴
水道穴
中極穴

關元穴

足三里穴

圖42

2. 盆腔炎——困擾女性的常見病

慢性盆腔炎多為急性盆腔炎治療不當遷延而成，但是盆腔炎急性期不明顯，待發現時已屬於慢性。急性盆腔炎多由經行、產後胞脈空虛，邪毒乘虛入侵而致病。慢性盆腔炎是由正氣不足、陰陽失調、抗病力微，邪氣長期積留體內，瘀阻胞中，氣血凝滯而致病。

中醫《醫宗金鑒》記載關於慢性盆腔炎的形成「若於此時，搏邪而勝，則邪氣自然消散，氣血復其流通而癒；若搏而不勝，則氣血奔聚者為凝結不散而痛不止，病亦難癒」。可見形成慢性盆腔炎的主要原因是正氣相對不足，正不勝邪而致病。

經常採用拔罐療法減肥的女性很少有慢性盆腔炎，其原因是因為女性在拔罐減肥時大多數拔於小腹部，女性患有慢性盆腔炎時，可以直接在發病對應的皮表進行拔罐，因此，小腹部是盆腔炎的重點選拔部位，堅持腹部拔罐一般會收到理想效果。

雖然中醫拔罐的治病機制來自針灸治病機制，但是拔罐療法與針灸是有本質區別的。針灸是一個點，而拔罐是一個面。針灸以刺激穴位來打通經絡達到治療的目的。而拔罐往往是幾個穴位全拔於其內，幾個穴位之間的經絡及臨近的皮部也被拔於其內，拔罐是以經絡、穴位、皮部來達到治療目的的，因此，拔罐減肥與治療盆腔炎有著相同的拔罐部位，但可以治療不同的疾病。

盆腔炎包括子宮內膜炎、輸卵管炎、卵巢炎、盆腔結締組織炎及盆腔腹膜炎等及女性內生殖器官及其周圍的結締組織、盆腔腹膜的炎症病變，炎症可局限於一個部位，

也可以幾個部位同時發病。應在其發病部位相對應的皮表實施拔罐，也可以選擇針對性的穴位進行拔罐。

從脊柱病因來看，婦科疾病多與腰椎、骶椎錯位有關，其椎體上下兩側的肌肉多有僵硬、繃緊的感覺及觸壓痛，觸之指下或刮痧板下肌肉有結節或條索狀物。

▲怎樣透過中醫自然療法來調理盆腔炎

首先，患者採取俯臥位，全身放鬆，術者立於床邊，用、揉法等自頸肩、胸腰背、臀、股、小腿按摩至足跟，主要放鬆和溫通足太陽膀胱經。

反覆 3 ～ 5 次，再以拇指指腹或手掌根沿脊柱兩側的華佗夾脊穴自上而下順推至腰骶部，或順足太陽膀胱經自上而下反覆推擦、搓揉，以腰椎、骶椎兩側的軟組織為重點，直至皮膚紅透發熱、出痧點為度。

以上手法 10 ～ 15 分鐘。

其次，配合溫灸、刮痧及拔罐等療法，原則上是先做溫灸，再刮痧，最後拔罐，以腰骶椎的部位為重點。

【方法1】施行背部排罐療法來提高正氣，選拔督脈及膀胱經的穴位。

【方法2】在小腹部的氣海穴、關元穴、中極穴、水

貼心提示

怎樣才能做到少患或不患慢性盆腔炎呢？

經期、產褥期及產後期注重個人衛生，避免洗盆浴或池浴及不必要的婦科檢查。避免經期或產後性生活，平常注重增強體質。急性盆腔炎則需要積極就診進行治療。

道穴進行拔罐，配合三陰交穴、陰陵泉穴、足三里穴等穴位（圖 43）。

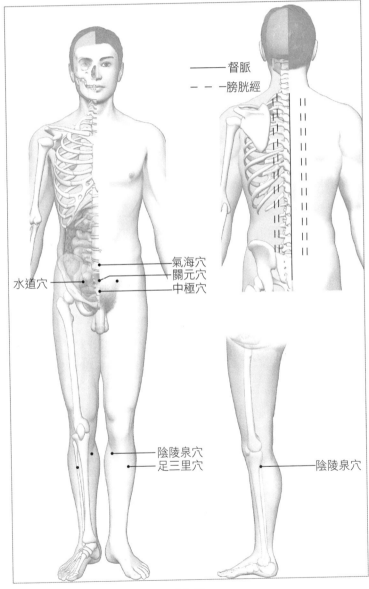

督脈
膀胱經

氣海穴
關元穴
中極穴

水道穴

陰陵泉穴
足三里穴

陰陵泉穴

圖 43

七 婦科常見疾病

1. 女性一定要平安度過更年期

在更年期階段，由於內分泌功能失調會引起一系列疾病，如甲狀腺功能亢進、甲狀腺功能減低、子宮肌瘤、乳房腫塊、高血脂、高血糖、高血黏度、頸椎病、腰椎病、膝關節痛等。

中老年人步入更年期又會出現什麼症狀呢？女性尤為複雜，更年期的時候，情緒不穩定，脾氣暴躁，容易衝動，容易急躁，一陣陣面色潮紅，出冷汗，手心腳心發熱、發燙，白天總感覺四肢乏力，還容易感冒，大量盜汗，有很多人臉面部和雙下肢有腫脹的感覺。可是大家往往忽略自己已經步入更年期了。

進入更年期後，機體內分泌紊亂失調。所以，什麼疾病都有可能發生。我希望每一位中老年人都能平安地度過更年期，安全地把這道鴻溝越過去，不要在更年期前後發生任何疾病。

一般女性是 49 歲左右進入更年期，49 歲是怎麼算出來的呢？

女人按七計算，男人按八計算，女人七個七而得 49 歲，因此在 49 歲左右，女性開始出現月經紊亂，經量時多時少，最後絕經，這些症狀可持續 2～3 年。

而現在由於工作壓力等諸多因素，很多女性提前進入

更年期，有的提前 10 年進入更年期，更年期的提前是臟腑機能提前衰退的跡象。

有的女性因以各種方式來減肥，嚴重地影響身體的品質，身體出現氣血雙虧，也有可能提前出現閉經，進入更年期。

施行拔罐來治療風寒濕邪引起的肩頸腰腿痛療效是顯著的，但更年期引起的頸肩腰腿痛與外感風寒濕邪引起的痛症是有本質區別的。

更年期引起的疼痛性疾病是屬於更年期的綜合症狀，因此採用拔罐療法來治療應從根本上來調理更年期，而不是直接在疼痛部位實施拔罐治療。

更年期期間容易發生各種慢性病，因此，提高身體素質可有效減輕更年期的症狀，能夠平安地把這道鴻溝越過去。有的人在更年期間已經出現了各種慢性疾病，如高血壓、糖尿病等病症，在治療其病症時也不要忽略了更年期，從整體調理來提高素質，達到減輕更年期的發生和發展。

一位家住東北的女士，39 歲就開始絕經了，吃過很多藥，也沒有明顯的效果，聽說拔罐療法調理婦科疾病效果不錯，帶著試試看的態度，採用中醫拔罐療法在腰部、腹部的**腎俞穴、命門穴、腰俞穴、八髎穴、氣海穴、關元穴**等穴位進行拔罐，調理一個療程後，絕經半年的她又來月經了，至今月經正常。

▲怎樣透過中醫自然療法來調理更年期綜合徵

首先，患者採取俯臥位，全身放鬆，術者立於床邊，用、揉法等自頸肩、胸腰背、臀、股、小腿按摩至足跟，主要放鬆和溫通足太陽膀胱經。

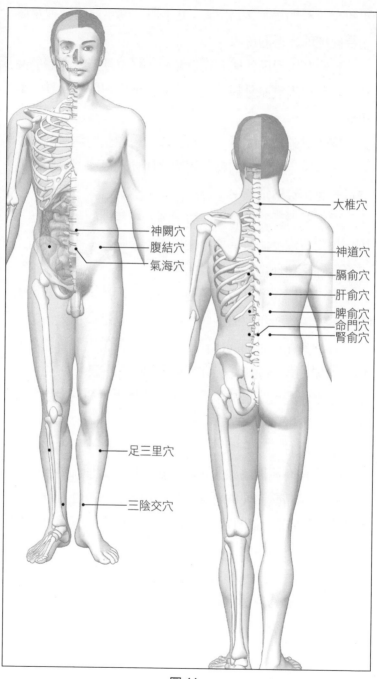

神闕穴
腹結穴
氣海穴

足三里穴

三陰交穴

大椎穴

神道穴

膈俞穴

肝俞穴

脾俞穴
命門穴
腎俞穴

圖44

反覆 3 ～ 5 次，再以拇指指腹或手掌根沿脊柱兩側的華佗夾脊穴自上而下順推至腰骶部，或順足太陽膀胱經自上而下反覆推擦、搓揉，以脊柱兩側的軟組織為重點，直至皮膚紅透發熱、出痧點為度。

　　以上手法 10 ～ 15 分鐘。

　　其次，配合溫灸、刮痧及拔罐等療法，原則上是先做溫灸，再刮痧，最後拔罐（圖 44）。

　　【方法1】選取背部排罐療法或選大椎穴、神道穴、膈俞穴、命門穴、腎俞穴、肝俞穴、脾俞穴等穴位進行拔罐。

　　【方法2】在神闕穴、氣海穴、腹結穴、三陰交穴、足三里穴等部位上罐。更年期的併發症參考其他章節詳細介紹進行拔罐。

貼心提示

怎樣才能做到減輕更年期的症狀呢？

　　更年期的女性應時常注重自我心理疏導，增加業餘愛好，提高心理素質，讓自己安全輕鬆地度過更年期。加強體育鍛鍊來增強體質，節制房事，注意合理的飲食搭配。

❧ 2. 子宮脫垂——元氣虧虛、中氣下陷引起的疾病

子宮位置低於正常，輕度脫垂有子宮頸仍在陰道內，重者子宮全部脫出陰道外，因此子宮脫垂又稱陰挺。患有子宮脫垂的人有元氣虧虛、中氣下陷的表現。

一位姓胡的老太太自述患子宮脫垂，老太太現已年過七十，患有子宮脫垂、胃下垂和膀胱下垂。

胡老太太一生勤勞、細心，對工作有耐心，任勞任怨。年輕時當過護士長，在工作方面非常有責任感，家庭方面也是一個稱職的母親、兒媳、妻子，剛剛生下第二個小孩後，很快就回到工作崗位，身體虛弱的她不但要照顧小孩，而且還要照顧家中的老人和工作繁忙的丈夫。就這樣工作家庭兩不誤，卻誤了身體。

她一直非常消瘦，下腹、陰道、會陰部有下墜感，伴有腰酸背痛，自覺有物從陰道脫出，行走、勞作、咳嗽、排便、下蹲時更加明顯，而且經常發作，勞累時明顯加重。

去醫院檢查為子宮垂脫，垂脫程度為 1 度（子宮頸下垂到坐骨棘水平以下，但不超過陰道口）。

數年已過，後來感到打嗝、噯氣，胃有下墜感，去醫院檢查胃也有下垂，胃下垂嚴重影響胃的消化吸收，胃乃人的後天之本，長期下去，老太太的身體嚴重虧虛，更進一步加重了子宮脫垂，走路時感到子宮脫出陰道口，在兩腿之間摩擦，導致陰道局部糜爛，下午脫出更為明顯，去醫院檢查為子宮脫垂 2 度（子宮及部分子宮體脫出陰道口外）。

醫生說要做手術切除子宮，但她現已七十多歲了，不

想做手術，又由於膀胱受壓迫導致晚上需用尿不濕，否則會尿床。可見子宮脫垂不僅給身體上而且給精神上也造成一定的影響。

從臨床病例中可以看到，患有子宮脫垂的人大部分患有胃下垂和膀胱下垂，中醫認為這些疾病雖沒有直接的關係，但都是因為身體虧虛、中氣下陷而致病。

從中醫角度認為，提高正氣、培補元氣是治療此病的根本。元氣是以腎所藏為精氣為主，依賴於腎中精氣所化生。若因先天稟賦不足或因後天失調或因久病損耗，以致元氣的生成不足或耗損太過時，就會形成元氣虛衰而有可能產生此病。

我建議胡老太太先施行拔罐來調理一段時間，有效果後接著調理。老太太一輩子在醫院工作，還沒聽說拔罐療法能治療子宮脫垂。但是她知道拔罐可以調理陰陽平衡，打通經絡。

採用拔罐療法給老太太治療的著重點是調理她的胃腑和腎臟，胃是人的後天之本，腎是人的先天之本，腎又主生殖器官，經過胃腑和腎臟調理一段時間後，老太太的體質得到了明顯改善，打嗝、噯氣和胃下墜感有所減輕，老太太的氣色也好看了，子宮脫出的程度也明顯減輕了。

▲怎樣透過中醫自然療法來調理子宮脫垂

首先，患者採取俯臥位，全身放鬆，術者立於床邊，用、揉法等自頸肩、胸腰背、臀、股、小腿按摩至足跟，主要放鬆和溫通足太陽膀胱經。

反覆3～5次，再以拇指指腹或手掌根沿脊柱兩側的華佗夾脊穴自上而下順推至腰骶部，或順足太陽膀胱經自上而下反覆推擦、搓揉，以脊柱兩側的軟組織為重點，直

至皮膚紅透發熱、出痧點為度。

以上手法 10 ～ 15 分鐘。

其次，配合溫灸、刮痧及拔罐等療法，原則上是先做溫灸，再刮痧，最後拔罐（圖 45），以腰骶椎的部位為重點。

【方法 1】胃脘部拔罐療法，選取穴位上脘穴、中脘穴、下脘穴。

【方法 2】腰部也是著重拔罐部位，腰為腎之府，命門穴是一定要拔罐的，與命門穴相對應的神闕穴也是必拔之處，腰部選穴是**腰俞穴、脾俞穴、腎俞穴、命門穴**，配合腰骶部的**八髎穴**。

【方法 3】背部排罐療法選取督脈和膀胱經穴位。

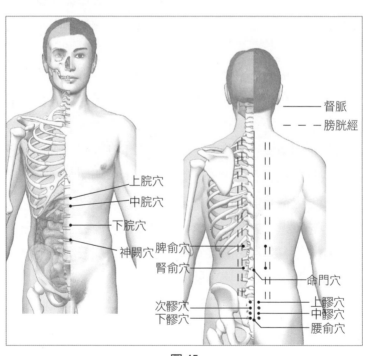

圖 45

貼心提示

怎樣才能做到不患子宮脫垂或減輕子宮脫垂呢？

　　患有子宮脫垂的人平常一定要注意休息，不宜勞累，不宜去做過重的體力，長時間的站立或蹲下勞作也不可取，節制性生活，注重衛生。

　　採用拔罐療法來調理子宮脫垂的週期較長，要有一個持之以恆的心態。性生活過頻或孕育過多的人應由各個方面來提高身體的體質，以免中氣虧虛，導致子宮、胃、膀胱等出現下垂現象。經常做提肛運動，有助於增加生殖系統各組織的韌性，對治療子宮脫垂也有一定的幫助。

3. 乳腺增生──發病率很高的婦科病

　　在日常生活中，有的人性格較內向，多愁善感，遇到不順心的事，就把這股子鬱氣、悶氣都憋在心裏，經常出現抑鬱的心情，久而久之，就會憋出病來，這樣的女性容易患乳腺增生等疾病，患有乳腺增生的女性多數與性格有關係，有的女性大大咧咧，該說的說，該講的講，說完了講清楚了，這事就放下了，這樣的人往往是氣機調暢的。

　　為什麼把悶氣憋在心中會形成各種疾病呢？中醫認為氣的升降出入之間是協調平衡的，稱作「氣機調暢」。如果升降出入的平衡失調，即是「氣機失調」的病理狀態。由於把氣憋在心裏，也導致氣的升降出入運動受到阻礙，出現氣機不暢，在乳房局部發生阻滯不通時，形成氣滯瘀阻。

　　因此，當你生氣，悶悶不樂的時候，有可能導致氣機

失調，氣機不暢，這也是乳腺增生的誘因。所以有的心理醫生指出，生氣最好不要超過 5 分鐘，超過 5 分鐘就會使身體產生毒素。

一位姓劉的女士，30 多歲，在一家工廠上班，丈夫給公司開車，小夫妻倆日子也算過得不錯。但由於剛剛買了一套房子，欠下一些債務，收入和支出不平衡，時常感到一種壓力，一直上白班的劉女士為了多賺點兒加班費，調到晚上上夜班。

最近幾年心情時好時壞，有時較難控制，莫名其妙地發脾氣，前段時間發現乳房脹痛，後來每次經期前感覺脹痛較明顯，觸壓乳房發現有大小不一的結節或腫塊，質地軟韌、無沾黏，呈圓形或橢圓形並且可活動。乳房外形及皮膚基本正常，無觸痛和壓痛，乳頭伴有黃綠色或棕紅色液體溢出，不回縮。有時伴有頭暈、煩躁、易怒、咽乾、口苦等症狀。劉女士去醫院檢查得知自己患了乳腺增生，回來告訴婆婆。劉女士的婆婆患有頸椎病，採用拔罐療法調理得不錯，後來又採用拔罐療法調理了肩周炎等疾病，現已基本治癒。

看到兒媳患有乳腺增生，也想採用拔罐來試試，在乳房周圍及其相通的經絡上拔上數罐，連續拔罐兩週，劉女士感覺疼痛有所減輕。後來，透過指導在胸中**膻中穴**和乳根下的**期門穴**拔罐，加之後背相應的部位也統統拔罐。劉女士在婆婆的幫助下，漸漸康復了。

從那以後，劉女士喜歡上了中醫拔罐療法，在劉女士的影響下，廠子裏幾百號人都瞭解了拔罐的作用，小災小病他們都拔罐，現在請假的人少了，月工資也高了。領導和員工都很高興。

從脊柱病因來看，乳腺增生與上段胸椎的錯位有一定關係。

▲怎樣透過中醫自然療法來調理乳腺增生

首先，患者採取俯臥位，全身放鬆，術者立於床邊，用、揉法等自頸肩、胸腰背、臀、股、小腿按摩至足跟，主要放鬆和溫通足太陽膀胱經。

反覆 3 ～ 5 次，再以拇指指腹或手掌根沿脊柱兩側的華佗夾脊穴自上而下順推至腰骶部，或順足太陽膀胱經自上而下反覆推擦、搓揉，以胸椎兩側的軟組織為重點，直至皮膚紅透發熱、出痧點為度。

以上手法 10 ～ 15 分鐘。

其次，配合溫灸、刮痧及拔罐等療法，原則上是先做溫灸，再刮痧，最後拔罐（圖 46），以上段胸椎部位為重點。

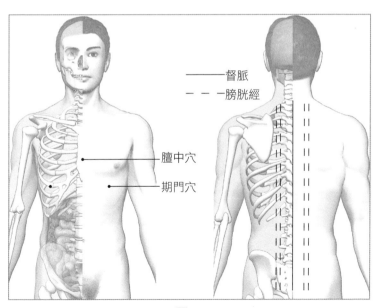

督脈
— — 膀胱經

膻中穴

期門穴

圖 46

【**方法1**】一定要在乳房周圍相關部位進行拔罐，如膻中穴、期門穴。

【**方法2**】背部督脈和膀胱經排罐治療。

貼心提示

怎樣才能做到不患或少患乳腺增生呢？

　　平常遇到不順心的事情，一定要做自我調節，疏導心情或參加各種室外活動來調暢心情和舒緩精神壓力，也可以把自己的心事與親人和朋友說說，讓大家幫你分擔一部分，這樣心情會平和很多。飲食要合理，勞逸要結合，營養均衡，生冷刺激性的食物不宜吃。定期檢查，做到早發現、早治療。

八 皮膚科常見疾病

1. 帶狀疱疹——頑固性的神經痛

帶狀疱疹中醫稱為纏腰火丹或串腰龍，顧名思義，帶狀疱疹發病部位初起皮膚出現紅斑、丘疹，繼而出現多數成簇的水疱，並且多發生於身體的一側胸脅部或腰部，沿著外周神經呈條帶狀分佈，帶狀疱疹自感灼熱疼痛，皮損消退後，一般會留有頑固性的神經痛。

帶狀疱疹屬於皮膚病的一種，常見皮膚病拔罐治療，療效還是很顯著的，一位採用拔罐調理受益的老太太，姓謝，患有帶狀疱疹後，灼痛難忍，在醫院住院輸液一週，病情稍稍緩解，因餘毒未除，後又形成頑固性的神經痛，謝老太太為了治療帶狀疱疹前前後後花了半個多月的時間。聽完謝老太太的話，我後悔以前沒有告訴她，拔罐治療帶狀疱疹一般情況下是罐到病除啊。

有一次謝老太太聽說朋友的親戚患了帶狀疱疹，老太太迫不及待地告訴了他拔罐療法，並教他如何具體實施，連續拔罐 3 天，疼痛基本消失，老太太高興之餘說：「我這是手裏拿著金飯碗還去尋飯碗啊！」

其實拔罐療法不僅可以有效地治療各種皮膚疾病，而且在外出探險時也是必備的醫療器材。據說很早以前有一位探險家帶著兩位學生外出探險，在陡峭的山中偶遇一條毒蛇，咬傷小腿部，此處方圓百里無人煙，老師取出一張聚乙烯薄膜，貼著嘴唇，吸拔傷口的血液。如果帶上一個

拔罐器，那既衛生又方便。

由臨床實踐，皮膚病大多數是濕熱引起的，按中醫講肺主皮毛，脾不僅主肌肉，還具有運化水濕的作用，人體的血液也是靠脾胃化水穀之精微而形成的。肌肉皮表氣血旺盛一般也不會患皮膚疾病，病灶部位經絡不通才會患病。拔罐療法具有吸毒排膿、消腫止痛的功效，可以直接用罐拔除局部病灶部位的血毒、病氣等物質。

▲怎樣透過中醫自然療法來調理帶狀疱疹

拔罐時可將罐具依次扣拔在疱疹集簇處，罐數以排滿為度，不要遺漏。罐內可吸拔出黃水和瘀血，每天 1～2 次，初期患者，快者 3～5 次即可痊癒。

【**方法1**】選取阿是穴拔罐療法，也就是在發病部位進行拔罐。

【**方法2**】大椎穴、中脘穴、三陰交穴、神闕穴、氣海穴、陰陵泉穴、足三里穴等部位進行拔罐（圖 47、48）。

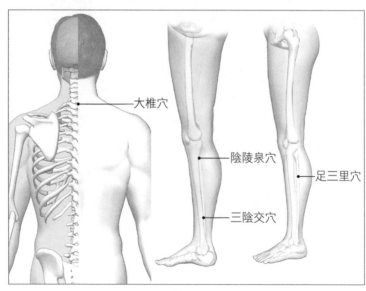

大椎穴

陰陵泉穴

足三里穴

三陰交穴

圖 47

　　足三里穴能健脾和胃，解體內一切毒；三陰交穴可補元陽，填骨髓，益精氣，排邪毒；拔神闕穴，陽氣不足之人可防毒生成，陰虛毒盛之人可以扶正祛毒；氣海穴可補氣強身、扶正祛毒。

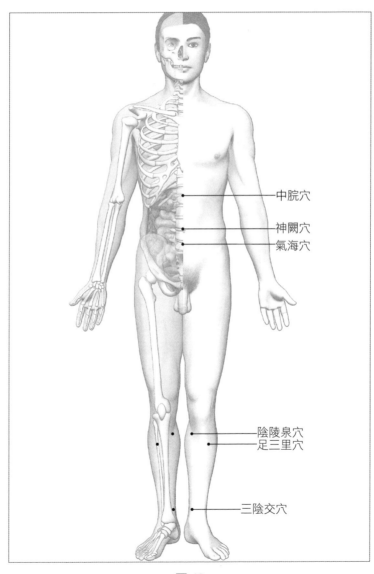

中脘穴

神闕穴

氣海穴

陰陵泉穴

足三里穴

三陰交穴

圖 48

貼心提示

怎樣才能做到不患帶狀疱疹或減輕帶狀疱疹症狀呢？

平時適當地在背部拔罐可以提高機體免疫力，飲食方面少食魚蝦海鮮等刺激性的食物，多吃健脾的食物，如山藥、薏苡仁等。注意心情調暢，避免精神刺激，必要需去醫院就診。

2. 治療濕疹，排除濕毒很關鍵

濕疹好發於人體的四肢、手、面、肛門周圍、陰囊、臀部等處，一年四季均可發病。濕疹發病與其他皮膚病有所不同，發病部位常常呈對稱性分佈。如果是左邊手臂後側的少海穴部位發現濕疹，常常在右臂後側的少海穴部位也能發現濕疹。

患有濕疹的人很痛苦，病情反覆，瘙癢劇烈，說話、走路、休息時，常常忍不住而抓癢，甚至睡夢中也在抓癢。有的人患濕疹潛伏期較長，病程長達幾年。

有急性期和慢性期之分，急性期可出現皮膚潮紅、皮疹、水疱、膿疱，有滲出、結痂和瘙癢；慢性期可出現鱗屑、苔癬等皮損，皮疹有滲出和融合傾向。

有一位北方人士，姓張，患有濕疹病史 30 多年，本人自述，記得第一次發病時，身體較虛弱，兩腿發病部位皮膚潮紅，接著出現皮疹，之後出現水疱，不久又結痂，因瘙癢難忍又被抓破，後來又蔓延到手臂，當時的感覺生不如死，用這位張先生的話說：痛比癢好受。

張先生用一句簡單的話道出了瘙癢難忍的體會，大概只有真正癢過的人才有此感受。張先生當時採用口服中藥的方法治療，但是見效很慢，又配合外用藥膏和口服西藥綜合治療，病情稍稍緩解，單用藥膏抹一抹，基本上能正常工作和休息。但是在體質差、精力不夠用或者疲勞的時候，濕疹再復發。

　　直到有一天，他被蚊子咬了一口，立即出現一個紅紅的小疱，有點兒癢癢的，他試著用一個罐拔了一會兒，結果不僅不癢，而且也不紅腫了。

　　蚊子的毒液沒超過 5 分鐘就被拔出體外了，那麼體內的濕毒，只要堅持，終有拔盡的一天。這樣一想，何不用拔罐來治療濕疹呢？

　　在病灶部位拔上一罐，當時就不癢了。濕疹處，流出一些分泌物，從第一次拔罐開始，每次癢就用罐來拔一拔，越拔罐內的分泌物越多，濕疹的面積由一個小點變成了一個面，而且不結痂，在拔罐過程中，未結痂的病灶部位從未感染。

　　市場上大多數治療濕疹的藥品是治標而不治本的，像濕疹這樣的皮膚病，雖然發病於皮表，但是毒在體內、在肉裏、在血液裏，一天不把體內的毒清除，即便治癒了一個病灶部位，想必用不了多久，在其他部位同樣又會發病。這也是濕疹纏綿不休的原因。張先生實施拔罐打持久戰，終於戰勝了濕疹病魔。

　　中醫認為肺主皮毛，脾不僅主肌肉，運化水濕也是脾的事，濕熱內蘊往往會引起濕疹，因此治療濕疹健脾胃也是很有必要的。

▲怎樣通過中醫自然療法來調理濕疹

【**方法1**】採用拔罐來治療濕疹是較理想的，可以直接在病灶部位上進行拔罐，也稱為**阿是穴**拔罐療法，施行阿是穴拔罐療法不僅能拔出體內的濕毒，而且能立即起到止癢的效果。

【**方法2**】健脾和胃有助於濕疹病的治療和康復，在背部的督脈和膀胱經排罐，加前腹的重要穴位，如**中脘穴、神闕穴、氣海穴、期門穴**。

【**方法3**】患有濕疹的人**陰陵泉穴**壓之有觸痛感，可見是脾經不通。可以時常按柔，也可以在此進行拔罐。**足三里穴、三陰交穴**也是必拔部位，三陰交穴是三條陰脈的交結處。常拔三陰交穴可解體內的濕毒。在**神闕穴、大椎穴、神道穴、脾俞穴、血海穴、足三里穴、三陰交穴、曲池穴、蠡溝穴**部位上罐。

　　根據病灶皮損部位的大小，確定罐具的大小和多少，以覆蓋全部皮損區為目的（圖49）。

貼心提示

怎樣才能做到不患濕疹或減輕濕疹呢？

　　有的人是濕毒潛伏於體內，也有的人是以外在的過敏源刺激為誘因，導致疾病的發作。因此儘量避免接觸病原體或過敏原，也是減少濕疹發生的重要原因之一。患有濕疹的人應在飲食方面加強注意，儘量不要吃魚蝦海鮮及辛辣刺激性的食物，最好做到戒菸、戒酒。

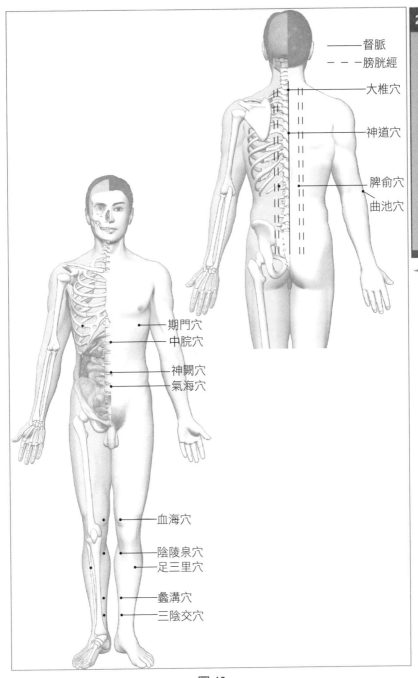

督脈
膀胱經
大椎穴
神道穴
脾俞穴
曲池穴

期門穴
中脘穴
神闕穴
氣海穴

血海穴
陰陵泉穴
足三里穴
蠡溝穴
三陰交穴

圖 49

3. 疔瘡、癤腫、癰是體內火毒偏盛引起的病症

疔瘡、癤腫、癰是好發於顏面、手足、背部、四肢的外科疾患，中醫認為疔瘡、癤腫、癰都是火毒盛引起來的。疔瘡多生於手部，疼痛難忍，因此老百姓常用手生疔瘡來形容一個人懶惰，意思是說這個人手懶得如同生了疔瘡一般不能做事。

有的小孩火氣盛，在夏天，臉部上額或鼻尖經常生癤子，其實這都是火毒過盛的表現。

我見過一個人，背部經常生各種火毒引起的瘡癤，而臉部等暴露部位從未生過瘡癤，連個粉刺也沒有生過，臉部光亮白淨。

有一次我開著玩笑問他：「像疔瘡癤腫類毛病，生在哪兒比較合適？」旁邊一個女孩搶答：「不要生在臉上，生在背上較合適。」出於女性愛美的緣故，這也許是她的心得。他跟著後面說道：「生在別人身上最合適。」

拔罐治療疔瘡、癤腫、癰、粉刺是一絕。拔罐療法能有效地拔出體內的火毒，並且無副作用，安全可靠。

▲怎樣透過中醫自然療法來調理疔瘡、癤腫、癰等火毒引起的疾患

【方法1】背部排罐能有效地排除體內的火毒，淨化血液。以督脈、膀胱經的穴位為主拔罐。如果發病部位正在背部，可以在背部的**阿是穴**上直接拔罐，把整個發病部位全拔於罐內。

【方法2】如果發病於四肢等不易上罐的部位，可採用沿經拔罐療法。如疔瘡生於手的中指，可以在心包經上選穴實施治療。

【**方法3**】如粉刺等疾患生於臉部，打通胃經是關鍵，選穴（胃部和胃經的穴位），配合背部排罐療法。在**阿是穴**（病灶部位）、**神道穴、肝俞穴、脾俞穴、大椎穴、腰俞穴、腎俞穴**等部位上罐（圖50）。

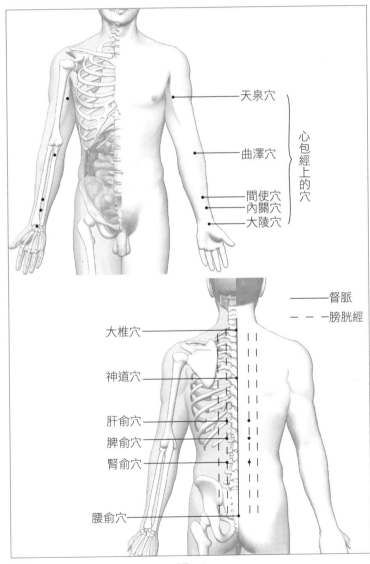

天泉穴

曲澤穴

間使穴
內關穴
大陵穴

心包經上的穴

督脈
膀胱經

大椎穴

神道穴

肝俞穴

脾俞穴

腎俞穴

腰俞穴

圖50

貼心提示

　　怎樣做到不生疔瘡、癤腫、癰等因火毒盛的疾患呢？

　　平常要保持心情舒暢，開朗。在飲食方面宜吃清淡的，蔬菜、果瓜應搭配著吃，辛辣、油膩宜少吃。

九 五官科疾病

1. 慢性鼻炎讓人嗅覺逐漸失靈

鼻腔不僅可以聞到奇香異味，而且也是聲音的調節器，由鼻腔對音符的押韻，人間才可能有美妙的歌聲。如果患上慢性鼻炎，鼻腔被阻塞了，就聞不到美味，發不出最美的旋律，表達不出最完整的情感來。可見鼻子是幸福生活的好幫手，保持它的通暢是非常有必要的。

有一位女士，姓周，從小患有慢性鼻炎，慢性鼻炎多由傷風感冒而引發，延續時間約幾個月，每年感冒 2～3 次，直到有一天，決定採用拔罐療法來調理多年的慢性鼻炎，在堅持拔罐調理和保健養生這段時間，療效漸漸地出現了，鼻子不再時不時地流出鼻涕來，鼻腔也未感覺到發癢或阻塞的現象。

現已過了 3 年，至今從未復發。有時偶感風寒，及時治療後，基本上也沒有留下鼻塞的後遺症。施行拔罐療法，周女士更進一步地瞭解到中醫自然療法的精髓所在，對拔罐療法調理慢性鼻炎深信不疑。

中醫認為患慢性鼻炎大多數是由傷風之後導致急性鼻炎反覆發作或失治而成。也有可能因脾肺氣虛，肺氣不宣，脾失健運而引發慢性鼻炎久治不癒的現象。或者刺激物也有可能引起鼻炎的發生，如氣體、粉塵、花粉等。

從脊柱病因來看，慢性鼻炎和第 2、3、4 頸椎的錯位

有關係，當頸椎的棘突偏右側時，左側的鼻孔出現鼻塞的現象；當頸椎的棘突偏左側時，右側的鼻孔出現鼻塞的現象。

▲怎樣透過中醫自然療法來調理慢性鼻炎

首先，患者採取俯臥位，全身放鬆，術者立於床邊，用、揉法等自頸肩、胸腰背、臀、股、小腿按摩至足跟，主要放鬆和溫通足太陽膀胱經。

反覆 3～5 次，再以拇指指腹或手掌根沿脊柱兩側的華佗夾脊穴自上而下順推至腰骶部，或順足太陽膀胱經自上而下反覆推擦、搓揉，以頸椎兩側的軟組織為重點，直至皮膚紅透發熱、出痧點為度。

以上手法 10～15 分鐘。

其次，配合溫灸、刮痧及拔罐等療法，原則上是先做溫灸，再刮痧，最後拔罐（圖 51），以上段胸椎和頸椎部位為重點。

貼心提示

怎樣才能做到不患慢性鼻炎或減輕慢性鼻炎的發生呢？

預防慢性鼻炎和改善體質及防風保暖是分不開的。如果偶遇風寒，在沒有發生傷風之前，服用生薑湯有助於預防鼻塞現象。患有慢性鼻炎的患者，可採用背部排罐來提高免疫力，有效地抵抗外在風寒的侵入。因過敏引起的鼻炎應避免接觸過敏源。

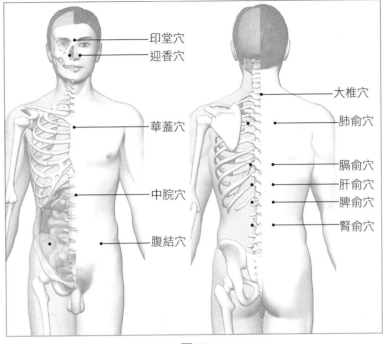

圖 51

【方法1】中醫認為肺開竅於鼻，肺氣不宣有可能會導致鼻腔不通，採用拔罐療法是應選**大椎穴、膈俞穴、華蓋穴、肺俞穴**。

【方法2】改善胃腸等消化系統功能，有助於增強體質，並且脾胃是氣血生化之源，氣血虛則氣不達。因此選拔**脾俞穴、肝俞穴、腹結穴、中脘穴、腎俞穴**等穴位。

【方法3】急性鼻炎先指壓按揉**迎香穴、印堂穴**，以達到通氣開竅的作用，加拔**大椎穴、華蓋穴、肺俞穴**。

2. 長期咽喉部感覺不適——慢性咽炎

慢性咽炎是呼吸系統疾病中較常見的一種疾病，主要表現為喉嚨發癢，嗓子疼痛。呼吸道感染或用嗓過度等都

有可能引發咽炎，慢性咽炎主要由急性咽炎遷延而成。生活中長期吸菸或飲酒的人，患慢性咽炎的相對較多，另外從事工作用嗓過度也是慢性咽炎的高發人群。吸菸飲酒和用嗓過度容易導致咽部黏膜、淋巴組織及黏液腺的彌漫性炎症。

慢性咽炎的特點是反覆發作，經久難癒，那麼用中醫的刮痧、拔罐、推拿整脊方法治療是否有效呢？採用中醫療法治療疾病重在選穴搭配，根據不同的病情和不同的體質，可以選擇適宜的方法，達到綜合實施、標本兼治的目的。

採用中醫自然療法來治療慢性咽炎是完全可以的，但是有的人認為中醫自然療法調理疾病雖然沒有副作用，但療效來得慢，因此在追求快節奏的時代，很多人在治療和調理身體方面放棄了幾千年延續下來的最寶貴、最傳統的中醫養生方法，而選擇了只治其標不治其本的方法，既延誤了病情又損傷了身體。

殊不知，其實很多中醫自然療法治病並非「慢老中醫」。實踐證明，中醫的拔罐療法治療感冒療效就很好，在感冒初期快者一次即癒；拔罐治療帶狀疱疹，有的人3～5次即可康復；拔罐治療肩頸腰腿痛，一般一次就能見效，減輕疼痛。採用針刺或指壓療法按壓昏迷的人中穴，有的不超過半分鐘即可醒來。

可見中醫自然療法不僅有保健養生的作用，而且顯效也是極快的。現代很多人認為中醫是「慢老中醫」，其實並不是慢在醫學上，而是慢在藥材的生產加工環節上或技術水準上。

刮痧、拔罐、推拿整脊治療慢性咽炎既方便又實用，一般先刮痧，再進行脊柱的調理，最後拔罐。拔罐選取一

個口徑相對較小些的罐子，拔在咽部的**人迎穴**上，既舒服又快捷，人迎穴不僅能提高人體的免疫力，而且是咽部最理想的保健穴。

經常按壓人迎穴，可以有效預防感冒等引起的咽部炎症。在咽部的人迎穴拔一罐，也是在病灶對應的皮表拔罐，是咽炎的阿是穴療法。

從脊柱病因來看，慢性咽炎與相關頸椎的病變有關。當頸椎外傷、勞損以及發生退行性病變、小關節錯位時，可以直接或間接刺激或壓迫到交感神經，使咽部發生病變。慢性咽炎患者多在第 2、3 頸椎及第 1、2、3 胸椎旁有明顯的壓痛點，一般以胸椎 2 反應最明顯。

▲怎樣透過中醫自然療法來調理慢性咽炎

首先，患者採取俯臥位，全身放鬆，術者立於床邊，用、揉法等自頸肩、胸腰背、臀、股、小腿按摩至足跟，主要放鬆和溫通足太陽膀胱經。

反覆 3 ～ 5 次，再以拇指指腹或手掌根沿脊柱兩側的華佗夾脊穴自上而下順推至腰骶部，或順足太陽膀胱經自上而下反覆推擦、搓揉，以頸椎和上段胸椎兩側的軟組織為重點，直至皮膚紅透發熱、出痧點為度。

以上手法 10 ～ 15 分鐘。

其次，配合溫灸、刮痧及拔罐等療法，原則上是先做溫灸，再刮痧，最後拔罐。

【方法1】大椎穴、肺俞穴、神道穴、華蓋穴、人迎穴，華蓋穴具有清肺利咽、寬胸理氣的作用，對咽喉腫痛有良好的作用，因此人迎穴和華蓋穴對治療慢性咽炎非常重要。

【方法2】中醫認為慢性咽炎多有熱邪犯肺、腎陰虧

耗、胃炎上蒸。因此在**大椎穴、肺俞穴、腎俞穴、腰俞穴、中脘穴、曲池穴、足三里穴**上罐，尤其曲池穴具有祛風解表、清熱利濕的作用，對於治療咽喉腫痛有良好的作用（圖52）。

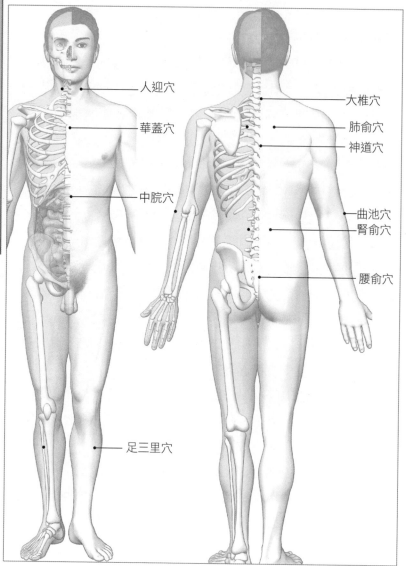

圖 52

貼心提示

怎樣才能做到不患慢性咽炎或少患慢性咽炎呢？

慢性咽炎多由急性咽炎失治或遷延而成，因此在出現急性咽炎的時候，應該積極地治療，必要時，在拔罐的同時配合其他藥物進行治療。

患病時期，儘量做到少發音、少用嗓、少吃辛辣刺激性的食物。採用拔罐療法來治療慢性咽炎，禁忌在耳垂下的大動脈血管上拔罐，耳垂下的大動脈皮表是拔罐禁忌處之一。

3. 扁桃體發炎是提醒我們要好好地呵護自己了

大家要知道，淋巴系統是護衛人體免疫力的一個防衛系統，如同國家的邊防戰士，時刻守護著邊疆，保衛國家的社稷安全。為什麼拿國家的邊防戰士來比喻淋巴系統呢？有的人處於內在正氣不足時，偶感風寒，第一個感覺是扁桃體痛而不是發燒，為什麼呢？當人體內在正氣不足時，外在的病邪就會乘虛而入，這時咽部的淋巴組織抵抗不住外在的病邪，從而出現扁桃體發炎、疼痛、腫大等病理現象。

體內正氣不足如同一個國家的國力薄弱，外國的士兵就可能會乘虛而入，侵佔我們的家園，這時站在前線抵抗的第一批戰士就是邊防軍。

扁桃體是身體的一部分，而不是可有可無、隨便割捨的器官。其實身體是一個複雜的、完整的體系，當扁桃體出現疼痛、發炎的時候，是在向我們傳達一個資訊，應該

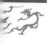

及時防護了，以免被病邪擊倒。所以有的人第一天感覺扁桃體痛，第二天就會感到全身不適或出現高燒。

當一位已經切除了扁桃體的人聽完我所講的養生知識後，後悔不已，他明白人是一個完整體系，不要輕易地把某一個器官割掉。

有一次他兒子也患上了扁桃體炎，採用拔罐療法綜合實施，沒用多久，疾病基本康復。

從脊柱病因來看，扁桃體炎與相關頸椎的病變有關，尤其與第6頸椎的錯位有直接關係。當頸椎外傷、勞損以及發生退行性病變、小關節錯位時，可以直接或間接刺激或壓迫到交感神經，而使扁桃體發生病變。扁桃體炎患者多在第6頸椎旁有明顯的壓痛點。

▲怎樣透過中醫自然療法來調理扁桃體炎

首先，患者採取俯臥位，全身放鬆，術者立於床邊，用、揉法等自頸肩、胸腰背、臀、股、小腿按摩至足跟，主要放鬆和溫通足太陽膀胱經。

反覆3～5次，再以拇指指腹或手掌根沿脊柱兩側的華佗夾脊穴自上而下順推至腰骶部，或順足太陽膀胱經自上而下反覆推擦、搓揉，以頸椎兩側的軟組織為重點，直至皮膚紅透發熱、出痧點為度。

以上手法10～15分鐘。

其次，配合溫灸、刮痧及拔罐等療法，原則上是先做溫灸，再刮痧，最後拔罐。

【方法1】平常應注意提高體質，以免外邪侵入，選取穴位有大椎穴、神道穴、中脘穴、足三里穴或配合背部督脈、膀胱經排罐。

【方法2】華蓋穴、廉泉穴、間使穴、合谷穴、外關

穴、魚際穴、曲池穴、照海穴、少商穴（刺血）、關衝穴
（刺血）等穴區進行按壓點揉（圖53、54）。

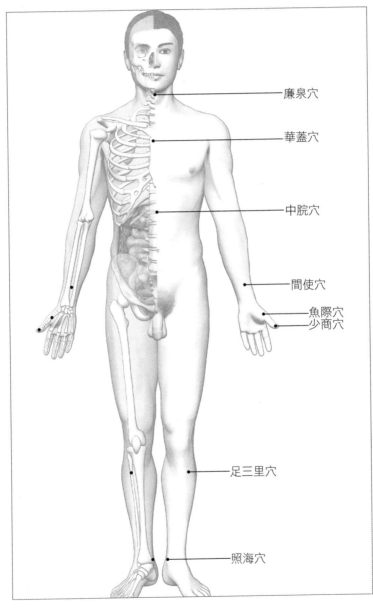

廉泉穴

華蓋穴

中脘穴

間使穴

魚際穴
少商穴

足三里穴

照海穴

圖 53

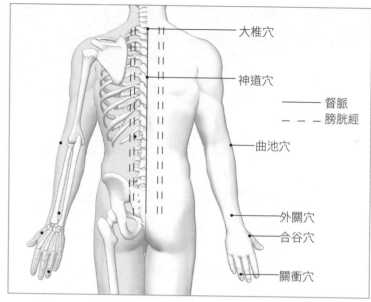

圖54

貼心提示

怎樣才能做到不患扁桃體炎或少患扁桃體炎呢？

扁桃體炎多發於兒童和青少年，侵襲扁桃體的病菌會經由飛沫接觸、用品接觸或食物而傳染給其他人，因此洗漱用具及碗筷要與他人分開，以免發生交叉感染。飲食方面宜清淡，忌食辛辣食物。加強鍛鍊，提高體質是避免扁桃體炎發病的必要措施。堅持背部排罐調理有助於扁桃體炎的康復和預防。

4. 牙痛不是病，疼起來卻要命

引起牙痛有多種原因，其病因不同，治療方法也有所不同。有一種牙痛是較常見的，俗稱蟲牙，發病原因是口腔不清潔導致食物渣滓發酵，產生酸類，侵蝕牙齒的釉質而形成空洞。這種酸類損傷牙齒較嚴重，往往導致牙齒硬組織受損傷，如色、形、質等都有可能發生變化。

當病齒疼痛時，不要輕易地拔牙，而是應該補牙，拔牙和補牙是有區別的，拔掉一粒牙齒，會引起全口牙齒鬆動，而補牙有助於牙齒的堅固。

有一種牙痛是由於感染、創傷或化學刺激等因素引起牙根尖周圍組織的急性炎症，稱之為急性根尖周炎，主要由外界因素刺激而形成疼痛。

有一種牙痛多見於 20 ～ 25 歲的青年人，引起疼痛的原因是智齒（下頜第三磨牙）在萌出過程中因萌出困難所引起牙齦及牙冠周圍軟組織的炎症，這是一種生理現象，無須治療，一般會自癒。

《辨證錄‧卷三》記載了一種牙痛，「人有牙齒痛甚不可忍，涕淚俱出者」指的是急性牙髓炎。

所以老百姓常說：牙痛不算病，但痛起來要人命，確實不假。牙痛起來，採用預防措施已晚，最好是有急救方法立即減輕疼痛或止痛。中醫自然療法中有一種方法是指壓療法，見效快，而且無副作用，一般 3 ～ 5 分鐘見效，病情嚴重者，可增加數次。

中醫認為腎主骨，牙痛多由胃火上蒸或腎陰虛而引發，因此把牙痛大致分為風熱、胃火和腎虛三種類型，拔罐療法具有祛風除熱、排火毒之功效，可有效地預防和減

少牙痛病的發生。

從脊柱病因來看，牙痛患者大多在第 2、3、4 頸椎椎旁有明顯的壓痛點，頸部肌肉緊張及異常反應，部分患者在第 4 胸椎、第 2 腰椎旁亦有明顯的壓痛點。

▲怎樣透過中醫自然療法來調理牙痛

首先，患者採取俯臥位，全身放鬆，術者立於床邊，用、揉法等自頸肩、胸腰背、臀、股、小腿按摩至足跟，主要放鬆和溫通足太陽膀胱經。

反覆 3 ～ 5 次，再以拇指指腹或手掌根沿脊柱兩側的華佗夾脊穴自上而下順推至腰骶部，或順足太陽膀胱經自上而下反覆推擦、搓揉，以第 2、3、4 頸椎及第 7 頸椎至第 5 胸椎兩側的軟組織為重點，直至皮膚紅透發熱、出痧點為度。

以上手法 10 ～ 15 分鐘。

其次，配合溫灸、刮痧及拔罐等療法，原則上是先做溫灸，再刮痧，最後拔罐（圖 55）。

【方法 1】急性牙痛發作時，可採用中醫自然療法立即制止疼痛。可採用指壓療法和拔罐療法綜合實施，指壓**合谷穴和牙痛點** 3 ～ 5 分鐘後配合拔罐。牙痛穴的位置在掌心掌指紋與第 3 ～ 4 掌骨交點處取之。急性牙髓炎加拔背部**牙痛阿是穴**，阿是穴的位置在背部第 7 頸椎與第 5 胸椎之間，夾脊旁開 3.33 ～ 6.66 公分處，找出紅色壓痛點處取之。

【方法 2】在背部的**大椎穴、脾俞穴、肝俞穴、腰俞穴、腎俞穴**等部位上罐，不僅可有效排出體內的熱毒，而且有補腎益氣的作用。**上脘穴、中脘穴、下脘穴、腹結穴**等部位可有效制止胃火上蒸。

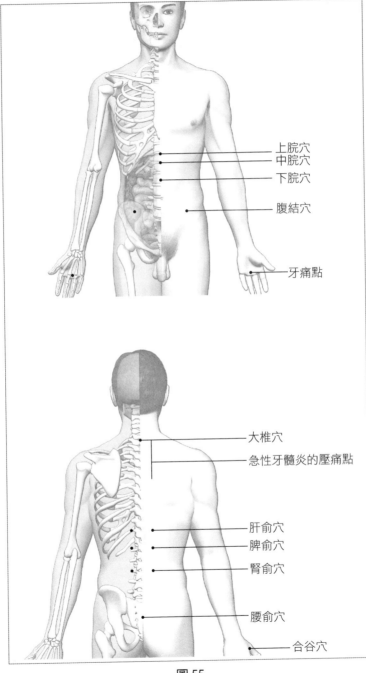

上脘穴
中脘穴
下脘穴
腹結穴
牙痛點

大椎穴
急性牙髓炎的壓痛點
肝俞穴
脾俞穴
腎俞穴
腰俞穴
合谷穴

圖 55

貼心提示

怎樣才能做到不牙痛或少牙痛呢？

　　牙痛首先要查找原因，平常要做好口腔衛生，早晚都刷牙，養成飯後漱口、睡前不吃零食的習慣，少吃冷、甜、熱、酸的食物。老年人牙痛可以多做固齒運動，有助於堅固牙齒。

---

 5. 耳鳴讓我們聽到的不是真聲音

　　耳鳴是中老年常見病，有一種耳鳴是服藥過多引起的，大家知道是藥三分毒，藥服下去之後首先進入的是胃，因此第一個受損傷的就是胃，因此長期服用過多的藥物，不僅影響胃功能，導致胃氣下降，久而久之，胃會出現不同程度的疾病，胃潰瘍、胃黏膜脫落、胃出血等。

　　脾胃乃氣血生化之源，當胃腑出現疾病，胃氣下降的時候，不僅會導致氣血虛，而且還會導致宗脈虛，《黃帝內經》有「胃中空虛則宗脈虛」之說，耳朵又是宗脈之所聚積的地方。因此服用過多的藥物不僅會侵害胃，還有可能出現耳鳴。

　　服入藥物後，首先傷及到胃，其次傷及到肝。肝臟是血液儲備和淨化的車間，大量服藥後，血液中含有大量的藥毒，從而給肝臟淨化血液增加了難度，同時增加了肝臟的負擔，可見長期服藥的人會給肝臟帶來實質性的損傷。

　　肝臟是嬌臟，又是剛臟，只可瀉，不可以直補，那麼怎麼調補肝臟呢？肝在五行之中屬於木，腎屬於水，水生木，透過補腎臟來達到補肝臟的目的，因此中醫有肝腎同

源之說。長期服用過多的藥物不僅會傷及到肝，而且也會累及到腎，腎開竅於耳，因此腎元虧虛是導致耳鳴的重要原因之一。

中老年人群中大多數耳鳴是由腎虛引起的，當中老年人出現腎虛的時候，可能會由各種毛病表現出來，如腰膝酸軟、牙齒鬆動，包括耳鳴等，這都與腎虛有一定的關係。腎者主水，受五臟六腑之精而藏之，五臟六腑俱衰，腎所封藏的精氣就會不足。

五臟六腑的虛衰不是一天兩天形成的，腎精的不足也不是一天兩天造就的。調養腎虛需要全面地提升體質，中老年人的腎虛也是衰老的生理現象。因此，中老年人的腎虛調養不是短時間就能調補起來的。

當中老年人耳朵裏出現各種各樣聲音的時候，該怎麼採用拔罐來調理呢？一位姓王的老者，自述當時患有耳鳴的情況，耳朵裏就像蟬一樣在叫，可煩人了。他家老伴的耳朵像開火車似的，轟轟響，鬧得心煩。

拔罐調理耳鳴不是從源頭上一點一點地調理，那樣需要花費的時間很久。如果把耳朵比作燈泡，燈泡不亮了，有的人認為可能是電源不足，也有的人認為可能是燈泡壞了，其實很多中老年的耳鳴是燈泡的線路出了問題，身體的元氣這個大電源雖然儲備電不多了，但供這燈泡用電還是不成問題的。

我們可以用拔罐接通電源，燈泡自然就亮了。拔罐治療耳鳴還可以雙管齊下，一邊修通線路，確保線路通暢，一邊為身體這個電容儲備能量。

走耳朵的最重要的經脈有兩條：一條是三焦經，另一條是膽經。三焦經「從耳後入耳中，出走耳前」，意為耳

朵後邊、耳朵前面和耳朵裏邊都有三焦經經過。人體的整個體腔中有五臟六腑，這些臟腑器官不是孤零零地懸在那裏，一定要有個東西將它們聯絡起來，三焦經就是聯絡五臟六腑的這個紐帶，所以三焦經一定要通暢。如果三焦經不通，出現病症的話，那它首先就會影響到耳朵。

膽經有一條支脈，也是從耳後入耳中，出走耳前，最後再走到外眼角的太陽穴，如果膽經出了問題，也會出現耳朵的疾病。

從脊柱病因來看，當頸椎小關節錯位時，刺激或壓迫椎動脈或刺激關節囊韌帶或椎動脈壁周圍的交感神經，反射性地引起椎動脈痙攣而導致椎——基底動脈供血不足，從而引起內聽動脈血流減少而發生耳鳴或耳聾。

患者多為單側或雙側頸部肌肉緊張，第 2、3 頸椎關節突左右不對稱，關節突後側有條索狀硬結，椎間關節突隆起，第 2、3 頸椎棘突偏歪，椎旁壓痛明顯，尤以頸椎 3 最明顯。多數患者伴有相關胸椎旁壓痛明顯。

▲怎樣透過中醫自然療法來調理耳鳴

首先，患者採取俯臥位，全身放鬆，術者立於床邊，用、揉法等自頸肩、胸腰背、臀、股、小腿按摩至足跟，主要放鬆和溫通足太陽膀胱經。

反覆 3～5 次，再以拇指指腹或手掌根沿脊柱兩側的華佗夾脊穴自上而下順推至腰骶部，或順足太陽膀胱經自上而下反覆推擦、搓揉，以頸椎兩側的軟組織為重點，直至皮膚紅透發熱、出痧點為度。

以上手法 10～15 分鐘。

其次，配合溫灸、刮痧及拔罐等療法，原則上是先做溫灸，再刮痧，最後拔罐（圖 56）。

【**方法1**】修通電路，電路一通，燈泡立即明亮，耳鳴患者先在耳部周圍的穴位進行刺絡拔罐，屬於病灶處治療，如**聽宮穴**、**聽會穴**、**翳風穴**，具有聰耳通竅的作用，對於治療耳鳴、耳聾有良好的作用。

【**方法2**】提胃氣，補腎氣，對於耳鳴、耳聾患者有很大的幫助。胃乃人的後天之本，腎乃人的先天之本，又因腎開竅於耳。選取的穴位有**腎俞穴**、**命門穴**、**脾俞穴**、**胃俞穴**。

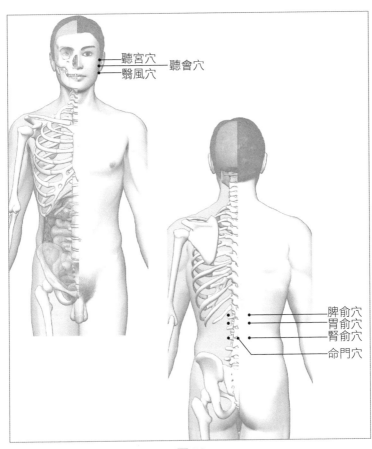

圖56

貼心提示

怎樣才能做到不得耳鳴或少得耳鳴呢？

　　飲食上儘量避免肥甘厚膩、辛辣香燥之品，此類飲食宜加重耳鳴的發生；勞逸結合、調暢情志，避免精神激動，因為長期的精神緊張和過度的疲勞狀態會誘發或加重耳鳴。

第二章

認識脊柱與疾病的關係

一 認識脊柱

脊柱是人體重要的組成部分。是人體軀幹的中軸，支撐人體上半身的重量，構成支持胸、腹、盆腔臟器的主幹，同時將上半身各種運動及負重之力傳遞至臀部、雙腿或雙足，是維持和完成人體各種活動的靜力學和動力學的「樞紐」，處於人體力學地位中最重要的位置。

在人體所有的關節中，以脊柱的結構最為複雜。人體的脊柱由26塊椎骨、23個椎間盤、31對脊神經和很多方向不一、活動範圍各異的微小關節及許多強韌的韌帶組成。

除第1、2頸椎和骶、尾椎外，其餘椎骨的形態基本相似，由1個椎體、2個椎板、2個橫突、2個椎弓根、2對關節突和1個棘突組成。

椎體的前後部和棘突上分別有縱貫全長的韌帶把每個脊椎骨牢固地連接在一起。脊柱還是胸腹壁絕大部分肌肉、筋膜及部分連接上下肢肌肉直接、間接的附著處。

從正面觀，脊椎體自上而下逐漸增大，以適應人體生理機能的需要；但在腰骶骨底部，由於體重沿骨盆傳至雙下肢，故骶椎部由上而下逐漸變小。

從側面觀，成人的脊柱有4個生理彎曲，頸曲、胸曲、腰曲和骶曲。生理彎曲的出現增強了脊柱的柔韌性、彈性和支撐能力，對各種運動、負重、緩震和平衡身體起到良好的作用。

脊柱各部分脊椎骨關節面的方向和椎間盤的大小、厚度及該段脊柱運動方向及活動範圍能保持脊柱正常前屈90°、側屈 30°、旋轉 30°。

脊柱運動的基礎是椎間盤和微小關節，一旦脊柱及其周圍結構發生異常和病變，均可能引起一些不適的感覺和疾病。

二 脊椎錯位引發的疾病

脊柱是人體的中軸和支柱，是中樞神經之所在，是髓之海洋，運動之樞紐，是生命資訊和能量傳遞的通道。由於脊柱的主要結構之一的椎間盤從 20～30 歲即開始退變，致使脊柱的穩定性逐漸減弱。

脊柱這種特殊結構使脊柱容易發生損害或失衡，從而出現側彎、移位和脊椎錯位，導致脊柱中脈不暢，生命能量、氣血供應不及時，生命資訊也不能及時地傳達到位，人體就會出現各種各樣的不適與疾病。脊柱及其周圍結構的病變不僅是頸、肩、腰、腿痛的重要原因，而且與機體的多種疾病有密切關係。

脊椎的錯位是人體所有骨關節中錯位率最高的，因此，一些常見病、多發病，甚至各種疑難雜症及罕見疾病均與脊柱有關聯。

臨床上發現，大多數常見病、多發病及疑難雜症或罕見病，不同程度與脊椎錯位有關。有的專家學者提出，幾乎所有的病症都與脊椎錯位有關。

脊椎錯位引發的疾病，尤以頸椎病和腰椎病最為多見。

脊椎的錯位大多發生於日常生活之中，如彎腰、掃地、穿鞋襪、繫鞋帶、伸懶腰、咳嗽、打噴嚏；不協調的姿勢（站姿、坐姿、睡姿）或動作；直接或間接暴力引起的損傷；較長時間的負重或完成各種體力及運動動作時的

扭挫傷等等，均可能引起相關脊椎的錯位。

從脊柱相關性疾病的發病情況來看，其發病的原因很簡單──脊椎錯位，甚至是微小的錯位。脊柱相關疾病是一種很難，甚至根本無法預防的常見或多發性疾病。其中80％以上的頸椎病的發生及脊椎錯位的復發皆發生在深睡眠之中。

3歲以上任何年齡、性別、職業、時間、場合等均可能發病。人在3歲以前是骨骺的形成期，骨骼及其附屬結構還沒有定型，即使有脊椎的錯位，一般也不會表現出臨床症狀。

雖然當時還沒有典型的症狀表現，如不及時糾正，長大後就容易導致機體的畸形，甚至有致殘的可能。

脊柱相關性疾病是指脊柱及其附屬結構以及相連的骨關節、軟組織的各種病損，導致脊柱或與其相關聯的臟腑、組織、器官有關的疾病的統稱，又稱之為「脊源性疾病」。

脊源性疾病，除了最常見的脊椎錯位引起的相關疾病，還包括外傷、細菌感染（結核性最常見）、骨贅（骨質增生）、風濕、類風濕、腫瘤等引起的脊椎疾患。

其病變的部位除脊柱及其內部結構外，還包括與其相連的組織結構，如較少見的棘上韌帶剝離、肋骨小頭錯位等。

由脊椎錯位引起與其相關聯或與其相鄰近的神經血管受壓迫而導致的一系列相關的疾病，我們稱之為「脊椎錯位綜合徵」。

由於椎體的錯位，椎間的血管受壓，加之神經──血管效應，而致相鄰的椎體血供障礙，還會引起椎體的營養

障礙。

　　脊椎錯位引發的疾病屬於「脊源性疾病」的一種情況，但其發病率最高，又是常見病，大概占「脊源性疾病」的 90% 以上。外傷、細菌感染（結核性最常見）、骨贅（骨質增生）、風濕、類風濕、腫瘤等引發的脊源性疾病大概占 10%。

　　脊柱的椎管內包含脊髓，脊髓向上連接皮質下中樞，向下發出的神經分佈於全身各部。

　　脊椎錯位後，可能導致不同部位、不同程度、不同臨床表現的相關病症。

人體疾病與脊椎錯位的關係

　　脊柱錯位可以引發許多疾病，如頸椎的神經根或椎動脈受壓迫會引起頭痛、失眠、頭昏眼花、視物不清、手臂麻木等；哮喘、冠心病、心律不整與下段頸椎、上段胸椎偏歪或錯位有關。手法調整相關的椎體後，不適的症狀能夠立刻緩解。

　　一些糖尿病的發病與胸椎椎體錯位有關，錯位的椎體和紊亂的小關節刺激或壓迫內臟神經，引起胰腺代謝紊亂，是引起糖尿病的主要原因之一。

　　一般與第 7、8、9、10、11、12 胸椎偏歪及其椎體旁邊的肌肉僵硬，呈條索狀等有關，經由手法調整後，糖尿病可見好轉或康復。婦科病、痛風及前列腺疾病會在腰骶部位有異常表現。

　　脊椎作為人體的中軸，不僅具有負重、減震、保護和運動等功能，還能傳遞腦部所下達的命令，同時將身體各部分的信號傳回腦部。人體姿勢不當或受到外力撞擊時，脊椎相對應部位的椎骨位置很可能發生變動，從而引起小關節功能的紊亂、椎間孔形狀和大小的改變、局部肌肉和韌帶組織的損傷等，這些改變直接或間接地刺激、壓迫脊神經根、椎動（靜）脈、脊髓、交感和副交感神經、經絡等資訊通道，不僅使血液流通和神經感應不暢，還會傷害脊椎相關的器官，使其功能受到影響。

　　相關資料顯示，神經、循環、消化、呼吸、泌尿生

殖、內分泌等系統都與脊椎有密切關係，目前已知的就有百餘種疾病與脊椎病變有相應的關係。

從臨床發病和治療效果來看，脊椎病變與疾病有較強的對應性。如頸椎主要負責自主神經、中樞神經、腦神經、末梢神經等重要的神經系統，特別是第 1 頸椎和第 2 頸椎是大腦和身體各部分良性互動的重要關卡，當這兩段神經受壓迫時，就會引發神經衰弱、失眠、頭痛、頭暈、記憶力減退、自主神經功能失調、抑鬱症、注意力不集中等諸多病症。而頸椎中任何一節移位，就會壓迫椎動脈，使腦部缺氧及血液循環不良，導致高血壓、腦血管阻塞及腦卒中等症狀。

又如第 1 胸椎至第 4 胸椎主要負責心臟、肺等胸腔器官，當其移位時，就會影響心臟神經叢，引發胸悶、心悸、呼吸困難、心臟病、氣管炎、呼吸道疾病、肺炎、乳房病變等病症。

而第 5 胸椎至第 8 胸椎主要負責脾、胃、胰、肝臟、膽管、腎上腺、小腸等器官，當其移位時，就會影響腹腔，易患肝病、胸悶、2 型糖尿病、膽石症、小腸炎、尿頻等病症。

另外，腰椎和骶椎主要負責大腸、小腸、腎臟、子宮、泌尿系統、肛門、生殖器的運作，當第 1 腰椎至第 5 腰椎移位時，就會影響腿部神經，導致子宮、泌尿系統、生殖器官等運作異常，從而引起月經不調、痛經、不孕症、性功能障礙、坐骨神經痛、無力、酸麻、膝痛、腳踝痛、尿頻等病症。

脊柱相關性疾病詳見下表：

人體疾病與脊柱錯位關係一覽表

脊椎	脊神經支配部位	脊神經受壓或刺激後所產生的症狀
頸1（C1）	頭、耳、鼻、喉、臉等	易患頭痛、失眠、視力下降、記憶減退、眩暈、高血壓和面癱等症
頸2（C2）	耳、鼻、喉、舌、聲帶	易患昏眩、偏頭痛、耳鳴、胸悶、扁桃腺炎、腮腺炎、鼻竇炎、過敏、失聲等症
頸3（C3）	咽、頰、肩、橫膈	易患咽喉炎、咽喉部異物感、牙痛、頸肩酸痛、呼吸困難、甲狀腺功能亢進等症
頸4（C4）	頸部肌肉、咽、臂	易患肩酸痛、牙痛、三叉神經痛、甲狀腺功能亢進、胸悶、呃逆（打呃）等症
頸5（C5）	手肘、食道、氣管、橫膈膜、心臟等	易患氣管炎、咽喉炎、哮喘、手臂酸痛、心動過速或過緩等症
頸6（C6）	甲狀腺、食道、氣管、心肺、上肢等	易患上臂或手腕痛、甲狀腺炎、低血壓、心律失常、五十肩、大拇指酸麻痛等症
頸7（C7）	甲狀腺、食管、氣管、心肺、肱肌	易患甲狀腺炎、低血壓、心律失常、手臂外側、中指、肱肌、無名指酸麻痛等症
胸1（T1）	心臟、氣管、食道、前臂	易患心慌、心悸、氣管炎、氣喘、咳嗽、呼吸困難、左上胸痛、手腕痛、手臂後側痛等症
胸2（T2）	心臟、氣管、食道、肩臂	易患食道炎、胸痛、氣喘、咳嗽、血壓異常、心律失常、肩臂酸麻痛、手麻木等症
胸3（T3）	肺、支氣管、食道、心臟、胸腔	易患氣喘、咳嗽、支氣管炎、肺炎、食道炎、肋膜炎、心臟病、胸悶、胸痛等症
胸4（T4）	肺、支氣管、膽囊、胸肋等	易患肺炎、氣喘、黃疸、胸膜炎、乳房痛、肋間痛等症

健康養生從脊柱開始——中醫自然療法治百病

脊椎	脊神經支配部位	脊神經受壓或刺激後所產生的症狀
胸 5 （T5）	肝、膽、脾胃、胸壁等	易患肝炎、膽囊炎、脾大、低血壓、胃炎、乳房痛、胸壁痛等症
胸 6 （T6）	胰、胃、膽、胸背等	易患肝區痛、胃痛、膽石症、上腹脹痛、肋間痛、食慾不振、胸背痛、胰腺病等症
胸 7 （T7）	肝、膽、胰、十二指腸等	易患肝區痛、膽石症、胃潰瘍、2 型糖尿病、十二指腸炎、扁桃腺炎等症
胸 8 （T8）	脾、胃、胰、肝臟、膽管、腎上腺、小腸等	易患肝病、胸悶、2 型糖尿病、膽石症、小腸炎、尿頻等症
胸 9 （T9）	小腸、腎上腺、胰腺等	易患腸炎、過敏症、濕疹、腎上腺炎、膀胱炎、排尿困難、頻尿、不孕、下腹痛等症
胸 10 （T10）	腎、輸尿管、大腸、肝膽等	易患腹脹、肝區痛、腸炎、水腫、痛風、不孕、輸尿管炎、帶狀疱疹、靜脈曲張等症
胸 11 （T11）	胰腺、腎、大小腸、輸尿管、膀胱等	易患糖尿病、腎炎、輸尿管炎、大腸炎、性無能、排尿異常等症
胸 12 （T12）	胰腺、腎、大小腸、輸尿管、膀胱等	易患糖尿病、膀胱炎、不孕、生殖器疾病、風濕關節炎、輸尿管炎等症
腰 1 （L1）	大腸、輸尿管、股四頭肌、大腿前側等	易患結腸炎、腰痛、腹痛、腹瀉、大腿、便秘、尿床、疝氣等症
腰 2 （L2）	卵巢、輸卵管、腎、膀胱、外陰、大腿內側等	易患月經不調、子宮卵巢炎、小產、大腿中段酸麻痛、便秘等症
腰 3 （L3）	生殖器、腰、坐骨神經等	易患月經不調、生殖器疾病、水腫、坐骨神經痛、腰痛、腹痛、血壓不正常等症
腰 4 （L4）	前列腺、腰、子宮、坐骨神經等	易患下腰痛、小腿痛、坐骨神經痛、前列腺炎、月經不調等症
腰 5 （L5）	前列腺、子宮、膀胱、直腸、足等	易患膀胱障礙、小腿至足踝酸麻痛、坐骨神經痛、前列腺炎、月經不調等症

脊椎	脊神經支配部位	脊神經受壓或刺激後所產生的症狀
骶椎	前列腺、生殖器、膀胱、直腸、肛門、大腿後側等	易患前列腺炎、宮頸炎、直腸炎、髖骨關節炎、臀部痛、踝骨痛等症
尾椎	前列腺、生殖器、膀胱、直腸、肛門等	易患前列腺炎、宮頸炎、痔瘡、瘙癢症、肛門炎、直腸炎等症
骶髂關節	直腸、肛門	右側移位：副交感神經緊張（如肝、膽、腸功能低下，消瘦，腹瀉，婦科疾患等） 左側移位：交感神經緊張（如心肺功能低下、肥胖、便秘、痔瘡、陽痿、早洩、易感冒） 雙側移位：偏食、體重變化或上述症狀交替出現

四 脊椎錯位的形式與種類

為什麼脊椎微小的錯位即可導致多種疾病呢？為何人類的脊椎錯位的發生率又如此之高呢？

人類是由爬行動物逐漸演變進化而來的，對於爬行動物（如牛、羊、駱駝、馬等），即便在腰背負重的情況下奔跑、跳躍也不會發生脊椎錯位。

其原因有以下 3 個方面：

第一：爬行動物經過漫長的 2 億年的進化，脊柱結構已經完全適應了爬行狀態的生理需要，尤其前縱韌帶特別發達、強韌。據有關報導，前縱韌帶可承重 150 公斤的重量而不會斷裂；

第二：由於人類的各種生活勞作，大多處於拱背彎腰的姿勢，故錯位大多是向後、向左、向右、向左右，或向後同時向左、向右、向左右，出現向前錯位者極其罕見；

第三：人類在睡眠的時候，頸椎所處的位置恰好與爬行動物相反，而且又用枕頭，極容易出現頸椎的「曲度變直」、向左右旋轉或側擺式錯位，故頸椎的錯位在脊柱錯位中發生率是最高的。

人類從最早直立的爪哇猿人至今僅僅有 20 萬年歷史，與 2 億年相比，相差太遠，應該說人類的脊柱仍處於「適應期」。人類的脊柱由水平變垂直，其受力方向及活動範圍發生了大幅度的改變（受力方向由與脊柱垂直變為與脊柱一致，活動範圍由單一方向擴展到 360°），因

此，脊椎極容易發生錯位。另外，脊柱的附屬結構（尤其是神經、血管）卻仍處於爬行的狀態，故對脊椎錯位（即便是 1 毫米左右的錯位）極其敏感。

人類對自身疾病的認識可追溯到遠古時期，從古人發明「砭石」開始。而對於脊椎錯位引發的疾病的發現，早在幾千年前的中醫書籍中就有所論述，主要是集中在「督脈」、「膀胱經」、「華佗夾脊」的闡述上，但僅僅是揭示其現象，未能揭示其實質——相關的脊椎錯位。

原因與封建觀念的束縛，解剖學很難發展有關；而現代醫學則將診治及研究的重點局限在病變的局部，加之輔助檢查對這種微小的錯位很難查出，同時又受「查不出就不存在」的觀念的影響，故對於其真正的致病原因的認識更難於接受和認可。

脊椎錯位引發的疾病主要是指正常的脊椎骨由於姿勢不良，受力不平衡、不協調，而導致不同程度的脊椎生理解剖位置發生改變，即「錯位」或稱「錯縫」，亦屬於中醫稱的「扭挫傷」，不涉及骨病，如腫瘤、骨折、結核、風濕、類風濕、強直性脊柱炎等。

頸椎的錯位主要為旋轉式與側擺式錯位，錯位的方向可向左、向右或同時向左右。向後錯位可導致「曲度變直」，亦可向前錯位。突然向側後扭頸，可造成「揮鞭樣」錯位。

胸腰椎錯位主要是向後，或同時合併向左、向右、向左右；上述錯位，可以單獨存在。向前錯位極其少見，究其原因是人類生活勞作的姿勢基本都是處於拱背彎腰的狀態；其二是脊柱前面有堅強而結實的前縱韌帶保護。如有胸椎向前錯位，主要與直接的暴力有關。

第 1 胸椎至第 10 胸椎向後或同時向左、向右、向左右較嚴重的錯位，可導致與其相連的肋骨頸，沿肋骨——肋橫突二關節所形成的斜軸內旋，致使肋弓上抬，導致胸廓隆凸，如突然出現胸廓隆凸，可提示為相關胸椎的錯位。

　　椎體的錯位有時單獨出現，有時合併出現軟組織（主要是韌帶）損傷。如果連續多節的脊椎積累性錯位（大多發生在胸椎，次在頸椎）可壓迫脊髓而引起癱瘓。

　　較為嚴重的脊椎錯位一般超過 3 毫米，又稱為「椎體滑脫」，加之「壓縮性骨折」，皆可採用相應的手法調衡，因為恢復椎體的正常的解剖位置而有助於損傷的恢復及骨折的癒合。

　　對於「關節囊嵌頓」、「後小關節紊亂綜合徵」、「第三腰椎橫突綜合徵」等病症，究其發病的原因還是與相關椎體的錯位有關。上述的表現均為其繼發的表現，當椎體錯位復位後，上述問題即可消失。

五 脊椎錯可能給人體帶來的影響

1. 頸椎錯位可能給人體帶來的影響

• 頭痛、偏頭痛、眩暈、失眠、精神恍惚、健忘、倦怠乏力、體力下降、面癱（面部麻痺）、高血壓、低血壓、心動過速、心動過緩、心律失常、心房纖顫、胸悶、甲狀腺功能亢進。

• 耳鳴、重聽、耳痛、耳聾、中耳炎、鼻竇炎、鼻炎、斜視、近視、視力下降、視物模糊或不清。

• 神經痛、痤瘡、濕疹、過敏症、舌麻痺、頸部肌肉緊張、頸部疼痛、口腔潰瘍、咽部異物感、聲音嘶啞、牙痛、扁桃體炎、呃逆。

• 氣管炎、哮喘、肩臂酸痛、手指麻木、觸摸皮膚時有刺痛感等。

2. 胸椎錯位可能給人體帶來的影響

• 肩痛、手臂不能上舉或背屈、肩胛部疼痛、手痛、手麻痺、肘前臂酸痛不能拿東西。

• 背痛、胸痛、胸悶、胸膜炎、氣喘、呼吸不順暢；各種心臟病、心跳加速；心律不整；肋間神經痛。

• 呃逆、反胃、嘔吐、空腹會吐白沫、飽腹會嘔、胃炎、胃潰瘍、十二直腸潰瘍。

• 氣管炎、哮喘、咳嗽、感冒、膽囊炎、膽石症、帶狀疱疹、胸壁痛、乳房痛、乳房腫瘤。

•脅痛，提物跑動時咳嗽更重；肝病、肝區疼痛、膽石症、尿路結石、排尿異常、糖尿病、胰腺疾病。

•發熱、低血壓、貧血、抵抗力下降、過敏性疾患、蕁麻疹、皮膚病、腹痛、腹脹、腹瀉等。

3. 腰、骶椎錯位可能給人體帶來的影響

•腰背痛、坐骨神經痛、下肢酸軟、不能正常彎腰、不能下蹲、膝部疼痛、踝關節痛、髖關節痛、腳趾疼痛、腿麻痹及易抽筋。

•膀胱病、尿頻、排尿困難、遺精、早洩、陽痿、前列腺疾病。

•各類婦科病，如月經不調、痛經、子宮肌瘤、卵巢囊腫、附件炎、不孕症等。

•便秘、腹瀉、結腸炎、疝氣、腎炎、腎結石、闌尾炎、腸痙攣等。

•坐位不安、尾骨處有痛感等。

4. 骶髂關節錯位可能給人體帶來的影響

•腰背痛、不能彎腰、行走困難、膝關節痛。

•各類婦科病，如月經不調、痛經、子宮肌瘤、卵巢囊腫、附件炎等。

•骶髂關節右側移位：會出現副交感神經緊張（如肝、膽、腸功能低下，消瘦、腹瀉、婦科疾患等）。

•骶髂關節左側移位：交感神經緊張（如心肺功能低下、肥胖、便秘、痔瘡、陽痿、早洩、易感冒）。

•骶髂關節雙側移位：偏食、體重變化或上述症狀交替出現。

六 脊柱調衡療法進行復位

　　人體的關節如有錯位，活動時，錯位的關節便會發出「啪啪」的聲響，尤其是脊柱的椎體關節。當人身體感到不適時，就會很自然地做出反應性的動作，通常聽到「啪啪」聲後，疼痛的部位就感覺輕鬆了好多。

　　這種聲音是從錯位的部位發出的，當採用脊柱整復手法時（在正確的手法範圍內）進行復位，就會出現關節復位的「彈響聲」。

　　首先，彈響聲可能是由組成椎體間關節質地較硬的骨性脊椎體復位時所發出的；其次，是由沾黏的撕開及椎間盤回納同時發出的聲音共同組合所發出的。

　　人體的椎間關節屬於微動關節，沒錯位或錯位的椎體恢復到正常的位置後，就不會出現彈響聲。故彈響聲的出現可作為脊椎錯位的一個標誌，其臨床意義非常重要。

　　脊椎錯位就一定要做手法復位，復位後，病人的不適症狀、痛苦大多會即刻緩解或消失。如果不復位，長期地採用推拿、按摩、針灸、刮痧、敷藥、服中藥等方法，都不能根除，而只是暫時性緩解症狀。但是，由於有的關節錯位日久，軟組織損傷較重，瘢痕組織增生，互相沾黏，用手法可能一時難以使其鬆解。

　　再者，有的錯位關節雖然用手法能使其回復，但因為其附近原來痙攣的肌肉未能徹底鬆弛，過後又會把這個關節拉至錯位。

　　在這種情況下，對錯位關節周圍組織進行推拿、按摩、針灸、刮痧、拔罐、敷藥、服中藥等方法，可分離鬆解沾黏，糾正輕微錯位，解除肌肉痙攣或攣縮的狀態，使之改善病變部位的營養代謝，促進損傷組織的修復，促進炎症介質的分解及稀釋，促進水腫或血腫的吸收，加強鎮痛作用，從而達到配合和加強手法治療的功能。

　　還有一些病人做脊椎調衡整復手法時，雖聽到「啪啪」聲，卻感覺不到病情有好轉跡象。其原因是整個身體機能的恢復和增強過程往往需要幾天、幾星期，甚至幾個月，讓病情以自然的時間、自然的方式來恢復。有時脊柱調衡需要間隔一段時間，主要原因是給患者充足的休息時間，充分發揮自身體內的調節功能來恢復健康。

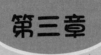

第三章

透過脊椎來了解病情

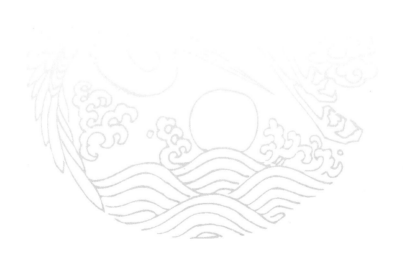

一 刮痧診病法

　　日常生活中，我們也可以運用一些小方法來檢查脊椎的情況，在檢測脊椎的諸多方法中（肩診病法、肩胛骨診病法、雙腿診病法、足部診病法），刮痧檢查法就是診斷脊椎是否變形、病變的最簡單的方法。

　　刮痧診病法就是藉助刮痧板，隔著薄的衣服或塗搽潤滑劑於人體的頸、背、腰等部位，進行刮拭、按揉、彈撥，使皮膚充血發紅，出現紫色痧斑點，即為「出痧」。然後根據痧斑的顏色來判斷疾病的位置、性質、輕重及疾病的預後。

　　採用刮痧檢查法就是刮痧後用肉眼來檢查脊椎的一種方法，只需要一個幫忙的人即可，主要有以下幾個步驟：

　　首先，被診斷人要脫去上衣，俯臥在較硬的床或理療床上，然後自然地讓身體呈一直線，不可左右扭曲，以免影響診斷結果。

　　其次，操作者在脊柱兩側或正中，以從上至下、從左至右的順序進行刮拭。凡是有病變的即可顯現出來，有病變的部位多呈紅色、紫色或紫黑色痧斑點，呈片狀或串狀。對於錯位的椎體棘突，在起初刮拭時會有疼痛感，繼之在其隆起處或偏歪處出現痧斑點。痧斑點的顏色越深，面積越大時，說明該處損傷越重。正常部位一般刮拭後無痧斑。

　　例如胸椎的 2 ～ 8 椎體反弓時，刮拭後，該部位的棘

突處會出現明顯的紫色痧斑點。如有椎體錯位（棘突偏歪）時，刮拭後不但可以出現痧斑點，亦可從痧斑的位置看出該錯位椎體的棘突已經偏離脊柱棘突的連線。

對於脊柱側彎的，刮痧不但可以反映出脊柱棘突的側彎程度，而且可以從脊柱兩側痧斑的大小及痧斑顏色的輕重判斷肌肉痙攣與鬆弛的狀態。

從操作方法來看，刮痧檢查法的特點是簡便易行，在家裏就可以進行，不會產生任何危險，從效果而言，這種方法可以對各種脊柱相關性疾病進行診斷，還有治療的作用。

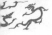

二 腧穴診病法

　　所謂腧穴，是臟腑經絡氣血通達於體表的特定部位。腧穴診病法是以中醫理論為基礎的一種檢查法。

　　根據中醫理論，人體的臟腑在脊椎兩旁各有相通的穴位，其位置與本臟腑相近，並以臟腑名稱命名。

　　在按壓背部脊柱兩側時會出現一些特別敏感的部位，這些部位就是與臟腑相通的腧穴，由於這些穴位都分佈在背部，因此又稱「背腧穴」。

　　中醫學提出了「以痛為腧」的說法，即透過壓痛點來診斷和治療臟腑的疾病。一般來說，當臟腑的功能正常時，腧穴也沒有異常，而當臟腑發生病理變化時，就會影響到腧穴，產生壓痛等反應。甚至腧穴的部位處會出現皮膚隆起、凹陷、色澤改變等狀況，按壓時則會有明顯的壓痛感，可觸及圓形結節、扁形結節、梭形結節、橢圓形結節等。

　　當五臟六腑發生實證、熱證或急性病變時，相對應的腧穴上會出現點狀或片狀紅暈、充血，並有一定的光澤；

　　當五臟六腑發生虛證、寒證或慢性病變時，相對應的腧穴上會出現蒼白或暗灰色，且晦暗無光澤；

　　當臟腑有慢性病急性發作時，相對應的腧穴的邊緣會出現紅色光暈；

　　臟腑有氣滯血瘀或熱毒熾盛時，相對應的腧穴的邊緣會出現瘀斑點；

臟腑有濕熱凝滯時，相對應的腧穴的邊緣會出現丘疹樣改變；

臟腑有陰虛內熱或者燥熱時，相對應的腧穴的邊緣會出現脫屑的現象；

臟腑器官有腫瘤、結核、痔瘡或組織增生性疾患時，相對應的腧穴的邊緣會有隆起、皺褶或增厚的現象；

當臟腑精血虧耗、氣血虛損時，相對應的腧穴的邊緣會出現塌陷、凹陷的現象。

在脊柱兩側的臟腑腧穴進行點壓、按揉時，如出現疼痛、灼熱、針刺、觸電的感覺時，其對應的臟腑常為急性或炎性病變；出現酸麻感覺時，其對應的臟腑為慢性疾患；出現麻木感覺時，其對應的臟腑多為頑固性疾病。

長短腿診病法

長短腿診病法，就是透過觀察兩條腿的長度來診斷脊椎病變的一種方法。

在人體的結構中，髖關節是連接雙下肢和骨盆的關鍵部位，當其發生異常時，會形成長短腳，進而影響到脊椎，因此說，雙腿的長度與我們的健康緊密相連，應該引起高度重視。

雙腿長度的差距就是指左右腿的長度有差距，這主要與髖關節的異常有關。

髖關節是由股骨頭與容納股骨頭的髖臼構成。在人體關係中，髖關節是最吃重的關節，人體就是依賴髖關節來站立、活動、產生動作的。如果股骨頭和髖臼出現鬆弛，就會無法吻合，也就是俗稱的「股骨頭假移位」。

其原因，除了先天的畸形、外傷、疾病外，一些不良的習慣也會造成股骨頭移位。

一般而言，股骨頭假移位的早期並不會使人產生感覺，但是當其發生後，長期持續這種狀態，就會使雙腿的長度出現差異，這必然會使骨盆出現傾斜，隨後就會使身體出現彎曲，並導致脊椎出現扭曲，脊椎扭曲的部位就會產生相關的疾病。

在比較兩腿長短時，被檢查人首先要放鬆身體，以伸展的姿勢併攏雙腿，俯臥或仰躺在床上，之後再觀看左右腳的長度，如果雙腿的長短差距非常明顯，就可初步診斷

為股骨頭假移位。

比較兩腿的長短是發現脊椎關節紊亂、骨盆傾斜最簡單有效的方法。不需要患者脫掉鞋子以外的任何衣物，只需要有一張床就可以進行檢查了，既簡單方便，又準確可靠。對各種檢測方法權衡之後，比較兩腿長短是確定脊椎關節紊亂、骨盆異常是否存在的最佳方法之一。

如果兩腿長短不一、棘突偏歪，就需要調理脊柱和骨盆了。另外，其他疾病在用手法調理之前，最好先調整長短腿和骨盆的異常。

一般而言，長短腿並不很難糾正，只要花些時間就能矯正，進而可以預防脊椎的病變，在脊椎、骨盆診斷及各種慢性、疑難雜症的治療方面都有非常重要的意義。

四 足部診病法

足部診病法是透過足相來診斷疾病的一種方法。足相，是指腳的趾紋及蹠紋。在中醫理論中，雙腳被認為是全身臟腑的縮影，從腳趾到足跟都有全身臟器的反射區，可以用來診斷或調理疾病。

而在脊椎診斷中，足相指的是足底的方向，主要被用來判斷股骨頭是否移位，髖關節是否發生了異常。如果足底的角度出現異常，就表明股骨頭可能已經移位。當腳出現移位的現象時，就有可能是髖關節發生了異常。

足相一般分為正常足相、前後方移位的足相和足內移位的足相。

1. 正常足相

就是在仰臥時，雙足以腳底的中心線為基準，左右各60°，表示脊椎和骨盆都很正常。

2. 前、後方移位

無論是左腳還是右腳，腳底與床面的夾角過小或過大都是異常的。過小，腳好像要倒向床面，即為前方移位，表示股骨頭從骨盆的髖臼處向身體的前方移位。後方位移位則是腳底與床面的夾角過大，幾乎接近直角，表示股骨頭從骨盆的髖臼處向身體的後方移動。

從移位的方向來分析，只要有一隻腿向前方移位，另

一隻腿就會向後方移位，一般都是向前方移位的腿比較長，而向後方移位的腿比較短。

📎 3. 足內移

當前方移位比較嚴重時，腳就會往外轉，腳踝的位置就會往內側彎，就會出現 O 形腿，俗稱「羅圈腿」。

此時兩腿之間就會出現一定程度的縫隙，會使小腿顯得相對較短，上下比例失調。

走路時，O 形腿患者會使身體重量過多集中於膝關節內，會形成鴨子步，久之會引起膝關節在行走的時候出現疼痛，進而導致骨性膝關節。

當後方移位比較嚴重時，移位的腳就會往內側轉，腳踝的位置就會往外側彎，使兩踝無法併攏，導致出現 X 形腿，俗稱「外八字腳」。

在走路時，X 形腿患者只用腳掌一側著力，走起路來一搖一擺，後蹬力和彈跳力也會隨之減弱。

五 脊椎觸摸診斷法

　　脊椎觸摸診斷法就是用手指觸壓脊柱及脊柱兩側的診病方法，這種方法是基於背部發生病變後，脊柱周圍的肌肉為了保護病變的部位就會變硬，當我們用手指在脊柱上逐節去觸摸、按壓時，就會感覺到脊柱是否直立，有沒有移位，是否有疼痛、硬塊、條索狀物等，進而診斷出相對應的內臟器官的健康情況。

　　正常的脊柱生理曲度是維持身體的直立位。同時脊柱也承受、彎曲和旋轉的力量。脊柱的內源性是穩定的，那麼椎間盤和韌帶保持外源性的穩定，這兩種不同方向的綜合力使脊柱保持相對的平衡和穩定。

　　一旦脊柱出現病變，它就失去了正常的生理功能，如：椎體滑脫、突出、側突、變性、脊椎移位、錯位等。凡是患病的脊椎是能夠用拇指觸摸到並給予施治的。

　　在進行脊椎觸摸檢查時，被檢查人要脫去上衣，俯臥在相對較硬的床或理療床上，然後操作者以緩和力度用拇指在脊椎及脊椎的兩側輕輕地進行觸摸按壓。

　　在按壓的同時，應注意指壓觸摸的強度，切記不可太用力，否則，即使是正常部位也會感覺疼痛，無法達到觸診的目的。

　　此外，在觸診之前，還要瞭解脊柱兩側的肌肉狀態，兩側的肌肉是否平整，有沒有高低之分；肌肉的彈性狀態，有沒有僵硬、痙攣的情況。如果脊柱兩側的肌肉不平

整，有高低、僵硬等情況，說明該處脊椎相對應的臟腑可能出現了病變。

◉右肩胛骨下方邊緣到腰部上方脊椎旁的肌肉有隆起，比對側高，觸摸、按壓有壓痛、硬塊及條索狀物，可能患有膽結石或肝臟疾病。

◉左肩胛骨下方邊緣到腰部上方脊椎旁的肌肉有隆起，比對側高，觸摸、按壓有壓痛、硬塊及條索狀物，可能患有胃潰瘍或胃炎之類的疾病。

◉左側肩胛骨和脊椎旁的肌肉有隆起，比對側高，觸摸、按壓有壓痛、硬塊及條索狀物，表示可能是心臟病。

◉左側腦部到頸部脊椎旁的肌肉有隆起，比對側高，觸摸、按壓有壓痛、硬塊及條索狀物，可能患有神經衰弱、心臟疾病、高血壓、肩膀僵硬、坐骨神經痛等。

◉右側腦部到頸部脊椎旁的肌肉有隆起，比對側高，觸摸、按壓有壓痛、硬塊及條索狀物，可能患有肝臟疾病、膽結石、胃潰瘍、十二指腸潰瘍等。

◉一些糖尿病的發病與胸椎椎體錯位有關，即錯位椎體和紊亂的小關節刺激或壓迫內臟神經引起的胰腺代謝障礙是引起糖尿病的主要原因之一。大多在第8、9、10胸椎、第2腰椎，其椎體上下兩側的肌肉多有僵硬、繃緊的感覺及觸壓痛，以右側最明顯，觸之指下或刮痧板下肌肉有結節或條索狀物。

◉慢性前列腺炎患者大多在第2、3頸椎，第4、5腰椎及第1骶椎椎旁兩側的肌肉多有僵硬、繃緊的感覺及明顯的觸壓痛，觸之指下或刮痧板下肌肉有結節或條索狀物，兩側的腰肌不對稱，髂後上棘高低不對稱。

◉月經不調的患者一般腰骶部兩側的肌肉多有僵硬、

繃緊的感覺及明顯的觸壓痛，觸之指下或刮痧板下肌肉有結節或條索狀物。

◉痛經的患者一般第 1 ～ 5 腰椎上下兩側的肌肉多有僵硬、繃緊的感覺及觸壓痛，尤其第 3、4 腰椎觸壓痛明顯。觸之指下或刮痧板下肌肉有結節或條索狀物。

◉腰椎間盤突出的患者一般第 1 ～ 5 腰椎上下兩側的肌肉多有僵硬、繃緊的感覺及觸壓痛，尤其第 4 ～ 5 腰椎或第 5 腰椎至第 1 骶椎棘突間的旁邊可觸及明顯壓痛點，觸之指下或刮痧板下肌肉有結節或條索狀物。

◉耳鳴、耳聾的患者多為單側或雙側頸部肌肉緊張，第 2、3 頸椎關節突左右不對稱，關節突後側有條索狀硬結，椎間關節突隆起，第 2、3 頸椎棘突偏歪，椎旁壓痛明顯，尤以頸椎 3 最明顯。多數患者伴有相關胸椎旁壓痛明顯。

◉便秘的患者一般第 11、12 胸椎和第 4、5 腰椎椎體上下兩側的肌肉多有僵硬、繃緊的感覺及觸壓痛，以左側最明顯，觸之指下或刮痧板下肌肉有結節或條索狀物。腰骶關節錯位的患者，在腰骶關節處有明顯的壓痛點，左右兩邊的髂後上棘位置不對稱，腰椎也有不同程度的側彎。

六 骨盆傾斜診斷法

人人都有骨盆，大部分人不知道骨盆傾斜能給人們帶來多少疾病，有專家和學者稱「骨盆病變是萬病之源」。骨盆完全正常的人為數不多。每個人都會有或多或少的骨盆傾斜。

骨盆是脊柱的基礎，脊柱是人體的生命樑柱。脊柱是由 26 塊椎骨組成的，它參與構成胸腔，保護各內臟器官，同時，它還為我們的中樞神經（脊髓）和脊神經提供了安全保障，也為支援內臟活動的自主神經提供適宜環境。所以說脊柱是生命的樑柱，是健康狀況的支柱。

脊柱也是人體中最容易變形和錯位的，因為骨盆的傾斜導致了脊柱的側彎和錯位，使脊髓和神經受壓，進而就會壓迫其相應的神經根，就會產生不適的疼痛、麻木等症狀。同時相應的神經根的傳導功能也受到影響發生功能障礙，而這些神經所支配的器官功能也受到影響。側彎的椎骨也同樣引起相應的韌帶、肌肉發生改變、攣縮和萎縮，這樣為這些肌肉、韌帶提供營養的血液、淋巴系統將會受阻，其結果可引發許多疾病。

引起骨盆傾斜的原因大部分是先天性的，而後天的骨盆傾斜數量很少。

下面談談骨盆傾斜的幾種原因。

（1）胎兒出生時，由患有骨盆傾斜母親的產道而造成的，因母親骨盆傾斜，她的產道呈彎曲狀，同時產道的肌

肉堅硬，缺乏柔韌性，胎兒的骨骼和肌肉是非常柔軟的，胎兒通過傾斜的骨盆時，胎兒的骨盆就會發生歪斜，而骨盆的傾斜也就由此產生了。

（2）人在出生時，由於助產士扭轉胎兒的頭部，向外拖時，骨盆沒有得到平衡，就會出現歪斜，這時骨盆就傾斜了。

（3）由高處墜落、撞擊或摔倒時，髖關節受壓是造成骨盆傾斜的原因，其發生率比先天性的多。

脊柱相關疾病與內臟神經有著密切的關係。脊柱錯位可擠壓內臟神經而導致相關疾病。如肩周炎與頸椎下段錯位有關，消化系統疾病與胸椎錯位有關，月經不調與腰椎錯位有關。所以透過骨盆和脊柱的調整，可以預防和治療相關的許多疾病。扶正脊柱，大多數疾病才可能得到有效的康復。

◉從表面來看，人的矢狀面正常時是對稱的，如果出現骨盆傾斜，其兩隻眼睛一隻大，一隻小；上眼瞼是一雙眼皮，一單眼皮；下眼瞼，一正常，一腫脹；眉毛一高一低；鼻梁、人中是歪的；鼻孔是一大一小；兩隻耳朵一高一低；嘴唇一高一低；臉部一大一小。如骨盆旋移會出現腳內翻、外翻。

◉身體和動作方面的表現：頭型不正（如脖子歪），兩肩一高一低；水蛇腰（S形脊柱）；「O」、「X」形腿；雙腳一大一小；腰帶不在同一水平線上；斜頸；乳房一大一小，一高一低；婦女易難產等。

◉姿勢（以左側傾斜為例）：俯臥位，左側骨盆偏向上，左腿向上，出現長短腳，腿短的部分氣血循環不好，變細、緊張、攣縮，左髖關節張不開（出現雙腳內外翻不

同，一向上、一緊張。）；臀部一高一低；肌肉一側高，一側變低、變薄。

◉混合型的表現：左傾、右傾皆有之（有些疾病考慮混合型）。

◉其他表現：肚臍的偏斜（左側骨斜的肚臍偏向右，右側向左）。

◉根據鞋底磨損情況判斷：左側傾斜的人，以左腳不能持重，右腳鞋磨損重。鞋底一邊高一邊低；混合型左右鞋底磨損都嚴重。

◉蹲廁情況分析：以左側為例，右腳要向前去一點。

◉指（趾）關節判斷骨盆傾斜：抽拉左側關節不響或響聲小，左趾關節亦同。總之，患側要小些，其原因與一側的肌肉、韌帶均有直接關係。混合型，左右均有滑動聲。

◉根據症狀：左側傾斜，左側頭痛、偏頭痛、左眼視力不好或減退、易出現左側鼻不通、牙痛、中耳炎、肩酸、背痛、關節活動障礙，左側神經痛、腹瀉等，均是氣血循環不好引發的。混合型左右均有，交替出現，便秘和腹瀉交替出現。

◉根據下肢腳趾掌分析：患側則出現緊張、僵硬等表現。

七 脊椎錯位調衡法

　　脊椎錯位引發的疾病的唯一治癒途徑就是使錯位的脊椎恢復到正常的生理解剖位置，並使其穩定。正確的、合理的脊椎錯位調衡手法絕對安全並可產生很理想的療效，有時能立即解除病人的痛苦，尤其是初期可一次治癒。

　　有的時候無論患者的病程多長（數年、數十年），也不管患者當時的病症如何嚴重，脊柱錯位調衡法可使患者的病症緩解或痊癒。只要復位的脊椎不再錯位，則其所導致的疾病不容易復發。

　　脊椎錯位的整復手法都是在正常生理範圍之內進行（要達到關節生理活動範圍的「極限」，但又不能超過這個「極限」），只要力度、方向、角度及幅度把握得恰到好處，就可能把錯位的椎體恢復到正常的生理解剖位置上，又不會出現任何偏差。

　　其使用的手法有旋扳法、膝頂法、反背法、掌推正脊法、抗阻力法、拔罐（刮痧）整脊法等，可滿足頸、胸、腰椎的各種常見錯位的整復。

　　脊椎錯位調衡手法要緩慢、柔和、有力、準確。嚴格掌握操作要領有利於提高治療效果。個別患者在接受治療後 24 小時之內，有手法反應，如疼痛加重等，但在 24 小時之後會逐漸消失或減輕。

　　有手法反應的往往療效顯著，療程短。對於病程較長的患者，需適當加重手法的力度，力量要滲透到深部組

織，否則難以顯效。

在做一些手法時會有彈響聲出現，但千萬不要過分追求彈響聲，否則會造成眩暈或不必要的損傷。年齡大、病程長者，不容易出現彈響聲，經治療後，疼痛減輕，沾黏鬆解，關節滑利，方易出現彈響音。

1. 旋扳法

旋扳法主要適用於胸、腰椎的向左右及向後錯位的整復。其原理是利用椎間關節自鎖系統的自限性（即自動復位之力，關節錯位，必定要將相連的韌帶不同程度地拉長，而「拉長」的韌帶必定要「回縮」，這個回縮之力能促使椎體自動復位，此即「自限性」）；其二是利用錯位側的椎體緣及小關節為支點，在旋扳運動中施以反向作用力，錯位椎體瞬間迅速到位。

患者取坐位，向左旋扳時，就讓患者左膝外側緊靠固定物，反之亦然；以向左側旋扳為例，術者在患者後面取適當下蹲位，以左上肢穿過患者左腋下，繞後項，把住患者右頸肩交接部，右手握拳，以第二指關節（下段腰椎用橫拳，上段腰椎用豎拳）抵住錯位椎體的棘突左側；術者左上肢將患者從前向左後旋扳，當旋扳到一定程度（此時術者右手可感到旋扳之力已集中到錯位的脊椎節段）時，左右手同時配合，瞬間猛然加力，即可聽到關節復位的彈響聲，即操作完畢。

左手旋扳的幅度要足，右拳抵棘突的力量要夠，方可一次性完全到位。

向右旋扳的操作與向左相反，此法，可適用於胸椎、腰椎任何節段錯位的整復。

2. 頸椎側端法及側壓法

側端法與側壓法於術前不用去判斷頸椎錯位的位置、方向與節數，操作簡單，可用於任何頸椎節段、任何方向的椎體錯位。在臨床工作中，凡疑似有頸椎錯位所引起的疾患，皆可用此法進行手法整復。

操作時，患者取坐位，頭部直立稍後仰，取頸椎向前彎的生理曲度，使頸椎處於正常解剖位置，術者站在患者的一側，以向右端為例，術者的右手端住患者下頜左側及左下面部，左手端住患者右側枕部，兩手同時反向用力（左推右拉），當旋端至自然極限或有明顯阻力時，操作者隨即用勁做一個有控制的、增大幅度的、快速的突然「閃動力」，可聽到關節復位的彈響聲，即鬆手術畢。

向左端，術者右手端患者下頜右側，左手端患者枕部左側。其原理還是充分利用頸椎椎間關節自鎖系統的自限性。

側端法不但能將旋轉式錯位一次性全部到位，而且能將前後滑脫式或輕度側擺式錯位同時復位。對於側擺式錯位復位不徹底時，可酌加側壓法，即用一手之掌緣壓在錯位側之頸椎處，另一隻手將患者的頭壓向放掌緣的方向，兩手反方向同時用力，使頸椎瞬間過度側彎，側彎幅度要夠，力度要適中，動作要快，達到目的「瞬間」鬆手。

3. 膝頂法

【操作方法】主要用於上部胸椎向後或同時向左、向右的椎體錯位。

患者取坐位，術者站於患者後面，以一下肢屈膝踏在

緊靠患者的凳上，膝部頂在錯位脊椎的棘突上（*左膝頂向右前方，反之亦然*），雙手從患者腋下穿過，儘量抱住患者前胸上部，手膝相對用力，互相配合，當扳拉到一定程度（*相當於患者後仰的極限*），操作者隨即用勁做一個有控制的、增大幅度的、快速的突然「閃動力」，即可聽到關節復位的彈響聲。

【注意事項】膝頂法後往往需加旋扳法，以徹底糾正可能存在的側錯位。膝頂法，患者感到有一定疼痛感，尤其是消瘦者，為此可將一軟墊墊在患者與術者膝之間，則疼痛大大減輕。

4. 反背法

患者站立位，操作者與患者背靠背站立，雙足分開與肩等寬，用兩肘勾住患者肘彎處，然後屈膝、彎腰、挺臀，將患者反背起來，使患者雙腳離地懸空。此時患者頭應後仰，緊靠住操作者的背部。

先利用患者自身重力，牽拉拔伸患者的腰脊柱，然後操作者臀部可做左右或上下晃動、抖動，使患者腰部和雙下肢隨之左右擺動，錯位小關節和痙攣的肌肉得以放鬆。當感覺患者處於放鬆狀態時，即做一突然、快速的伸膝屈髖挺臀動作，並配以顫抖，使患椎脊柱突然朝後伸。

操作完畢時，將患者緩緩地放下，以免患者因體位性改變或顱內壓力改變而跌倒。

5. 反頂法

患者坐在一個凳子上，術者站在患者身後，一下肢踩在一較矮的凳子上（其高度應視患者身高有所調節），膝

部抵向患者腰部或下段胸椎，雙手向前穿過患者兩腋下摟住患者前胸，拉患者儘量後仰，當後仰達到極限時，術者的手膝相對施加一猛力，即聽見關節復位的彈響聲，即術完畢。

反頂法後往往要使用左右旋扳法，以糾正可能存在的向左向右的側錯位。此手法專為解決高大肥胖患者，其法有些類似膝頂法。

6. 掌推正骨法

掌推正骨療法亦稱平脊療法，此法適用於各種慢性疾病和疑難雜症。

首先，患者採取俯臥位，全身放鬆，術者立於床邊，用、揉法等自頸肩、胸腰背、臀、股、小腿按摩至足跟，主要放鬆和溫通足太陽膀胱經。

反覆 3～5 次，再以拇指指腹或手掌根沿脊柱兩側的華佗夾脊穴自上而下順推至腰骶部，或順足太陽膀胱經自上而下反覆推擦、搓揉，以脊柱兩側的軟組織為重點，直至皮膚紅透、出痧點為度。

以上手法 10～15 分鐘。

其次，再配合一手掌根放於頸部第 7 頸椎棘突處，另一手掌置於其上協同用力。操作者前臂和掌根的用力方向與患者身體成 45°，著力點在術者掌根部，自頸胸段開始，沿棘突由上向下順勢推按，每次壓時注意配合患者的呼吸（呼氣時推按，吸氣時放下），按壓力度由輕到重，並隨時詢問、觀察患者的反應，每次推按至骶尾部結束。如此往返 3～5 次。

此法屬於機體的整體調理，適合各種慢性病和疑難雜

症。身體的大環境改善了、和諧了，不具備生病的環境了，身體當然健康了。這也是我們俗語說的大河無水，小河就乾了，各種不適的毛病就不見了。

7. 端提旋轉法

此手法主要治療頸型、神經根型的頸椎病。首先從風池穴沿頸項兩側推至頸肩交界處，往返 10～15 次。用按揉法放鬆兩側的頸肩部以及脊椎旁、肩部、枕骨結節及其周圍、棘突間隙、肩部、肩胛骨的內下角和肩胛岡下緣中點，凡壓痛點重點按揉，同時配合頸部的屈伸、旋轉等被動運動，運動的幅度應由小到大。

患者坐位，頸部放鬆，操作者站於患者的身後，兩虎口張開，拇指置於枕骨結節部，其餘 4 指置於下頜部，將患者的頭緩慢柔和地向上拔伸，並向左側或右側穩健地旋轉，當旋轉到有阻力時，操作者隨即用勁做一個有控制的、增大幅度的、快速的、突然的「閃動力」繼續旋轉 10°～15°，此時可以聽到小關節或軟組織的彈響聲。

然後，用同樣的方法向相反的方向旋轉操作。

8. 旋轉復位法

患者坐位，操作者立於患者背後，患者頸部稍前屈 10°～15°，操作者右側肘關節半屈曲位，置於患者的下頜部，左手虎口張開置於患者的枕骨結節部，半屈曲的肘關節和枕部的手同時逐漸用力將頸椎向上拔伸，在拔伸的基礎上同時使頸椎向右旋轉，當有阻力時做一個突然的稍微增大幅度的、快速的突然「閃動力」繼續旋轉 10°～15°，此時，會出現一聲或數聲彈響聲。

然後，用同樣的方法向左側進行操作。

 9. 抗阻力法

第一，抗阻力前屈法：

患者坐位，自然放鬆，操作者站於患者身後，雙前臂置於患者肩部，雙手重疊於患者下頜部，囑患者在抗阻力作用下做頸部前屈活動到最大限度。

第二，抗阻力後伸法：

患者坐位，自然放鬆，操作者站於患者前面，雙臂置於患者肩部，雙手交叉置於患者枕骨部，囑患者在抗阻力作用下做頸部後伸活動到最大限度。

第三，抗阻力側屈法：

患者坐位，操作者站於患者左側，右手置於患者右臉頰部，左手置於患者左側臉頰部，患者在抗阻力作用下做頸部向右側屈的活動到最大限度。用相反的方法做對側的治療。

第四，抗阻力旋轉法：

操作方法同第三，當患者頸部旋轉的活動至最大限度時，在抗阻力作用下往回做最大程度的逐漸用力的旋轉。用相反的方法做對側的治療。

第五，抗阻力抬肩法：

患者坐位，以患者右側為例，操作者站於患者右側後面，右手掌置於患者右肩頭部，左肘關節屈曲，肘尖部置於患者左側肩部痛點處，患者在抗阻力作用下做抬肩的活動。用相同的方法做另一側的治療。

10. 刮痧、拔罐法

　　刮痧主要是運用刮痧板，噴搽上有治療作用的潤滑劑在人體頸、背、腰、胸腹、四肢等部位進行刮拭、按揉、彈撥，使皮膚充血發紅，出現青瘀瘀斑或紫色瘀點，即為「出痧」。

　　透過物理機械性刺激、擠壓的作用，起到排毒、排障給養，即排除微循環障礙，把阻滯經絡的病源、病氣、毒素、垃圾等呈現於體表或經由新陳代謝排出體外，使病變器官、組織、細胞得到營養，從而恢復人體自身癒病能力的方法。因此，又把這種刮痧方法稱之為「排障給養」刮痧療法，或「排毒給養」刮痧療法，這是深受老百姓歡迎的綠色健康療法。

　　拔罐療法是中國傳統醫學內病外治的一種特色療法。主要藉助於適宜的罐具，施術於人體皮膚、經絡、腧穴及病變部位，由經絡的傳導刺激五臟六腑，藉皮膚的毛孔排泄阻滯於機體內的病理代謝產物，侵襲機體的風、寒、濕、火、毒等病邪，使病變器官、組織及細胞得到充足的營養而被啟動，從而達到預防和治療疾病、促進機體健康的目的。

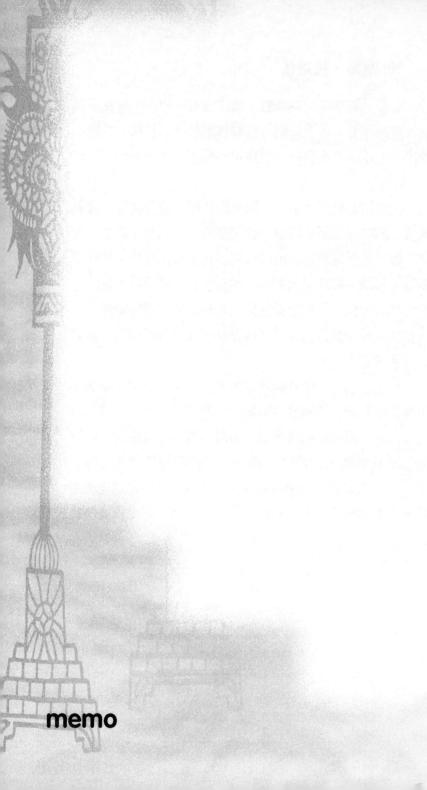

memo

memo

memo

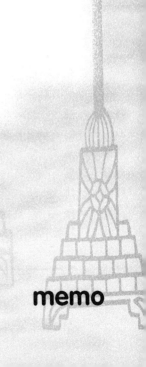

memo

國家圖書館出版品預行編目資料

健康養生從脊柱開始／張新成　編著　　──初版
　　　──臺北市，品冠文化出版社，2022〔民111.09〕
　　面；21公分──（健康絕招；10）
　　ISBN 978-626-95538-3-9（平裝）
　　1.CST：整脊　2.CST：脊椎病　3.CST：健康法
413.99　　　　　　　　　　　　　　　111010635

健康養生從脊柱開始

編　　著／張　新　成

責任編輯／凌　　　敏

發 行 人／蔡　孟　甫

出 版 者／品冠文化出版社

社　　址／台北市北投區（石牌）致遠一路2段12巷1號

電　　話／（02）28233123・28236031・28236033

傳　　真／（02）28272069

郵政劃撥／19346241

網　　址／www.dah-jaan.com.tw

E-mail／service@dah-jaan.com.tw

承 印 者／傳興印刷有限公司

裝　　訂／佳昇興業有限公司

排 版 者／弘益企業行

授 權 者／遼寧科學技術出版社

初版1刷／2022年（民111）9月

定　價／350元

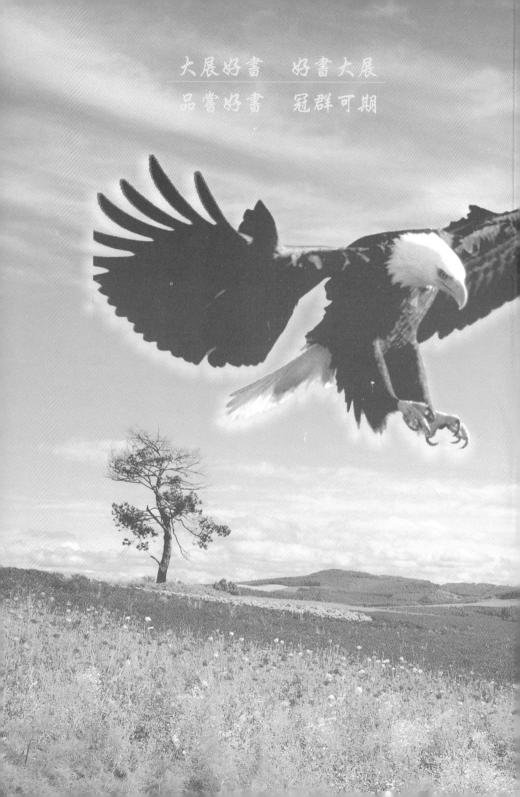

大展好書　好書大展
品嘗好書　冠群可期

大展好書　好書大展
品嘗好書　冠群可期